AF300324

CATALOGUE DES ARCHIVES

DE LA

SOCIÉTÉ D'HYDROLOGIE MÉDICALE

DE PARIS

MAI 1887

TABLE ALPHABÉTIQUE

DES

NOMS D'AUTEURS

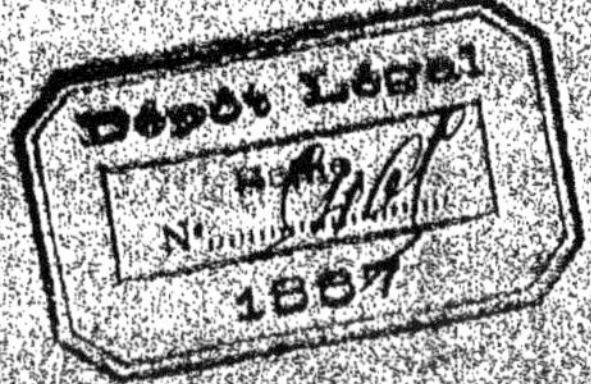

ALIBERT. Des eaux minérales dans leurs rapports avec l'économie publique, la médecine et la législation, 1852, mémoires, t. I.
— Traité des eaux d'Ax (monographies), 1853.

ABEILLE. Fibromes interstitiels de l'utérus, 1878.

ALIÈS Barnabé. Eaux minérales en général. Eaux de Luxeuil, 1850, mémoires, t. II.

AUZOUY. Aperçu médical et pittoresque des eaux de Cransac, 1854, mémoires, t. III.

AVIOLAT. Notice sur Saxon-en-Valais, mémoires, t. XII.

AUPHAN. Les eaux d'Euzet, 1848, mémoires, t. VII.

ANDRY. Coup d'œil sur les eaux des Pyrénées, 1839.

AUBURTIN. Considérations sur les localisations cérébrales, 1863.

ANDRIEUX. Les médecins cantonaux, 1858, mémoires, t. XVII.
— Notice sur l'établissement de Brioude, 1864, mémoires, t. XX.

ARNUS. Historia de la Puda de Monserrat, 1863, t. XXIII, mémoires.

AGUILHON. Manuel des baigneurs à Biarritz, 1852, mémoires, t. XV.
— Recherches sur l'insalubrité de la commune de Saint-Oure, mémoires, t. XIII.

ALTHAUS. The spas Europe, 1862.

AFFRE. Manuel des baigneurs à Biarritz, mémoires, t. XXX et t. XV.
— Manuel des baigneurs à Biarritz, 1856.

ARNOYE. Quelques réflexions sur les eaux de Barèges, 1869, thèse.

ALVIN. Le Mont-Dore, 1874.
— L'irrigation naso-pharyngienne, 1875.

ALBAN DE LA GARDE. Étude sur Bagnères-de-Bigorre, 1874.

1

ARTIGUES. Du traitement sulfureux des affections de poitrine pendant l'hiver, 1863.
— Amélie-les-Bains, 1864, mémoires, t. XVI.

ALLOUR. (L') De la balnéothérapie. Bains résineux, 1876.

ALLARD. Précis sur les eaux de Royat, 1861, mémoires, t. XX.
— et BOUCOMONT. Les eaux thermales d'Auvergne, 1862, mémoires, t. XXIV.
—   — Les eaux thermales d'Auvergne, 1863.
— Précis sur les eaux de Royat, 1864.
— De la thérapeutique hydrologique des maladies constitutionnelles et en particulier des affections tégumentaires externes, 1860.
— Les eaux thermales de Saint-Honoré, 1859.
— et Henry. Guide médical à Saint-Honoré, 1857.

ARMIEUX. Des eaux de Barèges dans les paralysies suites de coliques sèches, 1864, mémoires, t. XXIV et monographie, 1864.
— Etude médicale sur les eaux de Barèges, 1871.
— Recherches sur la circulation du sang dans la cure de Barèges, 1871.
— Etudes médicales sur Barèges, 1880.
— Les eaux de Barèges sont sédatives de la circulation.
— Barèges et les blessures de guerre, 1874.
— Topographie médicale de Barèges, 1870.
— Météorologie pyrénéenne.
— Les ambulances de Toulouse pendant la guerre de 1870-71.

ALRIQ. Les eaux d'Aulus, 1880.

ARMINDARIZ. Indicationes hydrologicas en la ulcera simple d'il stomago, 1885.

AUBERT P. Influence des bains de mer sur la température du corps, 1883.

ALQUIÉ. L'inspectorat des eaux minérales.

BOUQUET. Etude clinique des eaux de Vichy, Cusset, 1854, mémoires, t. I.

BÉNARD P. Les eaux ferro-cuivreuses de Saint-Christau, 1884.

BACH. Des eaux gazeuzes de Soulzmatt, 1853, t. I et monographie.

BOTTENTUIT. Des diarrhées chroniques, leur traitement par les eaux de Plombières, 1873.

BARILLÉ. Étude sur les eaux minérales de la vallée de Barèges, 1869.

BASSET. Étude sur les eaux de Royat, 1866, et mémoires, t. XXXIX, 1857.

BAUD. Contrexéville. Maladies des organes génito-urinaires et goutte 1868.

BOUYER A. Étude sur Amélie-les-Bains, 1876 et mémoires, t. XXXVII.

BONNET DE MALHERBE. Guide médical aux eaux de Néris, 1872.

BOUIS. Hydrologie, 1852, mémoires, t. II.

BUIGNIER H. Étude sur le gargarisme laryngien, 1868.

BROUSSE. Indication des eaux de Balaruc, 1882.

BUISSARD H. Eaux thermales de Lamotte-les-Bains, 1854, mémoires, t. III.

RICHARD DES BRUS. Notice sur les eaux de Néris, 1854, mémoires, t. III.

BLONQUIER. Rapport sur les eaux de Fonsanche, 1855, mémoires, t. III.

BRAUN. Monographie des eaux de Wiesbaden, mémoires, t. IV.
— Matériaux pour servir à l'histoire de la goutte, 1862, traduction.

BODE F. Les eaux de Nauheim (en allemand), mémoires, t. IV.

BLANC. Rapport sur les eaux d'Aix-en-Savoie, 1856, mémoires, t. IV.
 — Compte rendu des eaux d'Aix-en-Savoie en 1854, mémoires, t. XXVII.

BERTHOLD. Compte rendu médical des eaux de Tœplitz, 1842-1853, t. VI.

BERTIN. Les eaux minérales de Foncaude, 1844, mémoires, t. VII.
 — Les eaux minérales de Foncaude, 1855, monographie.
 — Etude clinique sur le bain d'air comprimé, 1855.
 — Etude sur la glycosurie, 1865, mémoire.

BILLOUT. Les eaux de Luxeuil, 1857, mémoires, t. VII.
 — Les eaux de Luxeuil, 1857, monographie.
 — Etude sur les eaux de Saint-Gervais, 1882.

BERTHIER. Compte rendu des eaux d'Aix, 1848, mémoires, t. VIII.
 — Compte rendu des eaux d'Aix, 1858, mémoires, t. XV.
 — Compte rendu des eaux d'Aix, 1868.

BONJEAN. Analyse de l'eau de Marlioz, 1847, mémoires, t. VIII.
 — Recherches sur les eaux de Challes, 1843, mémoires, t. VIII.
 — Analyse de l'eau de Marlioz, 1857.
 — Analyse des eaux d'Aix-en-Savoie, 1838.

BÉDOIN. Les eaux de Saint-Sauveur, 1848, mémoires, t. VIII.

BERTHERAND. Oïoun-Sekbakna, 1856, mémoires, t. IX.
 — Eaux de Teniet-el-Had, 1850, mémoires, t. IX.
 — Nouvelles études sur les eaux de Challes, mémoires, t. XXXII.
 — Les eaux minérale et les bains de mer en Algérie, 1860.

BUSSET. Etude sur Saint-Nectaire, 1860, mémoires, t. XI.

BÉCHAMP. Etude clinique des eaux de Moltg, 1861, mémoires, t. XXII.

BÉCLARD. Etudes concernant l'électricité du sang, mémoires, t. XXII.

BRUGGER. Saint-Moritz, 1863, mémoires, t. XXI.

BOULLAY. Des règles à suivre au début d'un traitement hydrothérapique,
    1859, mémoires, t. XIX.
 — Considérations générales sur l'hydrothérapie, thèse, 1853.
 — De l'hydrothérapie dans les maladies de l'utérus.

BONNANS. Guide pratique des bains d'Ussat, 1863, mémoires, t. XXIII.

BERTIGNY (de). Eaux de Tarasp et Schuls, 1861, mémoires, t. XXX.

BOUGARD. Les eaux salées de Bourbon-l'Archambault, 1863, mémoires,
    t. XXX.
 — Les eaux de Bourbonne-les-Bains, thèse, 1857.
 — Géographie illustrée du canton de Bourbonne, 1882.
 — Les eaux salines chaudes de Bourbonne, 1863.

BARON. Contribution à l'étiologie du goître et du crétinisme, 1867, mémoires,
    t. XXXV.
 — L'inhalation d'Allevard, 1872.

BAUD. Eaux minérales de Contrexéville, 1857, mémoires, t. XXXVI.

BARANIECKI. Notice sur le petit-lait, 1858, mémoires, t. XXXVI.

BERGERET. Note sur Saxon-les-Bains, 1866, mémoires, t. XXXVI.

BOSCHAN. Essai sur les bains de boue de Franzensbad, 1852, t. XXXVII.
 — Essai sur les bains de boue de Franzensbad, monographie.

BASSET. Traitement des fièvres intermittentes par l'hydrothérapie, 1857, mémoires, t. XXXIX.
— Etude sur les eaux de Royat, 1866, t. XXXIX.

BIGNON. Action des eaux de Bagnoles-de-l'Orne, 1866, t. XL.

BLONDIN. Ussat-les-Bains, 1865, mémoires, t. XXXIII.

BARUDEL. Recherches sur la goutte et la gravelle et leur traitement par les eaux de Vichy, 1878.
— Recherches sur le diabète, la goutte, la gravelle, et leur traitement par les eaux de Vichy.

BOUCOMONT. Voye : Allard.
— Des eaux alcalines de Royat, 1876.

BARADUC. Chatelguyon et les eaux purgatives allemandes, 1876.

BATISSIER L. De l'origine, de la classification et de l'action des eaux minérales de France, thèse, 1842.

BERTRAND. Notice sur les eaux du Mont-Dore, 1857,

BLANCHET. Notice historique sur les thermes de Dax, 1886.

BECQUEREL. Des eaux d'Ems, 1859.
— Applications de l'électricité à la pathologie, 1856.

BYASSON. Etude sur la recherche de l'arsenic dans les eaux minérales, 1882.

BROCHARD. Des bains de mer chez les enfants, 1854.

BARTHÈS F. Etude sur le bain de mer, 1858.

BERNARD. Constitution médicale de Cannes, 1881.
— Notice statistique sur Uriage, 1857.

BELCASTEL (de). Les îles Canaries, 1865.

BORELL. Bains de vapeur, 1866.

BOTTEY. L'hydrothérapie à Divonne, 1886.
— Etudes médicales sur l'hydrothérapie, 1886.

BOURDIN. Le tabac et les microbes, 1884.

BOENS. La bière au point de vue médical et hygiénique, 1878.

BORDEU (père). Dissertation sur les eaux minérales du Béarn, 1701.
— Ses œuvres, 2 vol.
— Essai sur les eaux minérales, 1766.
— Mémoire sur les Eaux-Bonnes.

BEAU. Traité de la dyspepsie, 1868.

BRICHETEAU. Sur la valeur des cautérisations dans les affections diphtériques.
— La saignée, 1868.

BRONGNIART. Etude sur la gravelle urinaire simulée et ses rapports chez la femme avec l'hystérie, 1884.

BOULOUMIÉ. Genèse de l'acide urique de la gravelle et de la goutte, 1874.
— Les dyspepsies, la gravelle et la goutte, 1873.
— Maladie de la prostate et prostatite subaiguë, 1874.
— De la goutte, 1875.
— Quelques mots sur certaines modifications des urines.

BAJENOFF. Etude céphalométrique sur les bustes d'assassins guillotinés et de personnes distinguées, 1884.

BESNIER J. Accidents cérébraux et accès pernicieux sporadiques, 1884.

BOUDIN. Etudes nouvelles sur la pellagre, 1881.

BARELLA. De la mort subite puerpérale, 1873.

BONNET. Maladies des articulations, 2 vol.

BIGELOW. La lithotritie moderne.

BUYS. De la compression et de l'aspiration en chirurgie, 1869.

BATILLAT et MALAT. Les eaux douces de Vichy, 1883.

BARILLÉ. Etudes sur les eaux potables des garnisons de Rennes, Saint-Brieuc, Dinan et Domfront, 1882.

BARRIÉ. Les eaux de Bagnères de Luchon, 1853, thèse.

BRACHET. Aperçu clinique sur les eaux d'Aix et de Marlioz, 1875.

BONNEJOY. L'hydrologie au XIV° siècle.

BUEZ. Barèges et ses eaux, 1859.

BOURGAREL. Emploi des eaux de Pierrefonds dans la tuberculose pulmonaire, 1881.

BOGLER. Ems, 1858,

BERNARD Cl. Rapport sur les progrès de la physiologie en France, 1867.

BOURGERY et JACOB. 9 volumes, anatomie.

BONNANS. Les eaux minérales de l'Ariège, 1882.

CAZELLI. Del acque minerali d'Italia, 1864.

CHAPELAIN. Bains de Luxeuil, 1847, mémoires, t. VII.
— Luxeuil et ses bains, 1851, mémoires, t. II.

CHIZIER. Des eaux minérales de Hongrie.

CLERMONT. Recueil d'observations cliniques sur les eaux de Vals.

CHABANNES. Les eaux minérales de Vals, 1864.

CAZENAVE. Recherches sur les Eaux-Bonnes, 1854, t. VIII.
— De l'action des Eaux-Bonnes dans la phtisie, 1860, t. XVII

CHARMASSON. Eaux de Saint-Sauveur, 1850, t. VIII.

CABROL et TAMISIER. Eaux de Bourbonne, 1858, t. IX.
— Relation des tremblements de terre à Bourbonne, 1861, t. XXIV.
— De l'Algérie, 1863, t. XXX.

CROZANT (de), Emploi des eaux de Pougues, 1846, t. IX.

CAILLAT. Voyage médical dans les provinces danubiennes, 1854, t. XV.
— La source des Yeux aux bains d'Hercule en Hongrie, t. XXXI.
— Deux brochures sur les mêmes sujets.

CALLOUD. Analyse de l'eau de La Bauche, 1863, t. XV.
— Analyse de l'eau de La Bourboule, 1863, t. XXXVIII.
— Rapport sur les eaux minérales de Savoie, 1855.
— Rapports de la géologie avec l'hydrologie, 1855.

CHEVALLIER. Historique de la découverte de l'arsenic dans les eaux minérales, 1855, t. XXI.
— Essai sur les eaux minérales de Clermont, 1855, t. XXIV.
— Les eaux thermales de Bagnols-les-Bains, 1840.

CHANOT. L'eau minérale de Salazie (Réunion), 1860, t. XXV.

CAZAC. Les eaux de Luchon transportées, 1857, t. XXXVI.

CAHEN. Du choléra, 1866, t. XXXVIII.

CORNE H. Etude sur Bourbon-l'Archambault, 1864, t. XXXIX.

CAULET. Notice sur les eaux de Forges, 1867, t. XXXVI.
— Notice sur les eaux de Forges (en brochure).
— De la valeur des procédés dits cliniques pour le dosage de l'urée.

CHIMINELLI. Gite alle stazioni italiane, 1884.

CARRIÈRE. De l'action thérapeutique des eaux de Barèges, thèse, 1851.
— Recherches sur les eaux de Salins, 1856.
— Les cures de petit-lait, 1860.

CHRESTIENS. Lettre sur l'efficacité des eaux de Barèges dans le traitement du pityriasis palmariâ.

CAUSARD. Bourbonne et ses eaux minérales, 1870.
— De la cure thermale de l'hôpital de Bourbonne, 1864.
— Essai sur la paralysie suite de contusions, thèse, 1861.

CHOUSSY. Etude sur la Bourboule, 1873.

CHATEAU. De l'asthme diathésique, de son traitement à la Bourboule, 1880.
— Etude sur la Bourboule, 1870.
— Les eaux de La Bourboule, 1876.

CLÉRAULT. La Bourboule et ses eaux minérales, 1877.

COMPARAN. Les eaux minérales d'Encausse, thèse, 1858.

CAMPARDON. Evian les-Bains, 1880.

CASSÉ. De l'absorption de certains gaz dans l'économie animale et leur élimination, 1877.
— La transfusion du sang.

CHARLES. Dissertation sur les eaux de Bourbonne, 1749.
— La nature et le traitement des convulsions des femmes en couches, 1876.

CALMET (DOM). Traité historique des eaux et bains de Plombières, Bourbonne, Luxeuil et Bains, 1748.

CHAUFFARD. De la spontanéité et de la spécificité dans les maladies, 1867.
— Parallèle de la goutte et du rhumatime, 1857.

CHAMPAGNAT. Action de l'eau de Vichy sur le tube intestinal, 1872.

CAPO (España y). Estudios de therapeutica, 1880.

COUSOT. Etude sur la fièvre typhoïde (mémoires de l'Académie de Belgique).

CONTAMINE. De la fièvre vitulaire, 1871.

COSTALLAT. Etiologie et prophylaxie de la pellagre, 1860.

CAILLAT. Recherches sur deux variétés rares d'acné (molluscum), 1851.

CAMBRELIN. Les causes des maladies typhoïdiques, 1884.

COURVAL (de). Remarques sur le traitement topique de la carie, 1859.

CHATAING. Les eaux minérales d'Allevard, thèse, 1849.

COMANDRÉ. Etude sur les eaux de Cauterets, 1868.

CHARBONNEL. Etude sur les Eaux-Bonnes, thèse, 1859.

CAZENAVE DE LA ROCHE. Dix-sept années aux Eaux-Bonnes, 1867.
— Action des Eaux-Bonnes dans la phtisie. 1860.
— De la possibilité d'établir en Béarn une cure de raisin.

COLLIN. Etude sur Saint-Honoré, 1885.

CABASSE. Clinique médicale de l'hôpital de Bourbonne.
CELSE. De re medicâ.

DURAND-FARDEL. Des eaux de Vichy au point de vue clinique et thérapeutique, t. 1, 1851.
— De la goutte, son traitement à Vichy, 1861, t. XXII.
— Observations sur l'inspection médicale, 1860, t. XIX.
— Plan d'un cours sur les eaux minérales, 1856, t. XXIV.
— Lettres sur le traitement de la goutte à Vichy, t. XXX.
— Projet d'institution d'établissements sanitaires maritimes pour l'armée, 1859, t. XXXV.
— Traité thérapeutique des eaux minérales.
— Dictionnaire général des eaux minérales.
— Cours sur les eaux minérales. Leçon d'ouverture, 1863.
— Les indications des eaux minérales et leur action thérapeutique, 1878.
— Quelques remarques sur les eaux minérales et leur action thérapeutique, 1876.
— Les eaux minérales de la France et de l'Allemagne.
— Lettres médicales sur Vichy, 1855.
— Etude sur les eaux-mères de Salinès et en particulier les eaux-mères de Salins, 1856.
— Etude sur les eaux de Salins, 1882.
— Question de l'Inspectorat médical. Discours à l'Académie, 1873.
— Hommage à la mémoire du docteur Alquié.
— Etude critique sur l'arthrite noueuse, 1881.

DOMENGET. Nouveau recueil de faits sur les eaux de Challes, 1845, t. IV.
— Aperçu sur les eaux de Challes, 1841, t. VIII.
— Documents sur les eaux de Challes 1854.
— Notice sur les eaux de Challes, 1856.

DESNOS. Observations sur les eaux de Bagnols, t. VII.
— De la curabilité de la phtisie, t. XXXV.
— Enghien, Bagnères, Ax, Contrexeville, Carlsbad.
— L'Angine scrofuleuse, 1872.
— De l'état fébrile, 1866·
— Gravelle (Extrait du Dictionnaire de Jaccoud).

DELMAS P. Anatomie et pathologie du mamelon, 1860, t. XXII.
— Compte rendu du service hydrothérapique de Longchamps, 1861, t. XXII.
— De l'emploi de l'eau en médecine et chirurgie, 1859, t. XXV.
— Procédés au début d'un traitement hydrothérapique, 1861, t. XXXII.
— Note pour l'histoire de l'hydrothérapie moderne, 1866, t. XXXV.
— De l'hydrothérapie à domicile, 1868.
— Opportunité des traitements hydriatiques pendant la période menstruelle, 1877.
— Manuel d'hydrothérapie, 1885.
— Clinique de l'établissement hydrothérapique de Longchamps, 1862.
— Recherches sur l'action du froid et de la chaleur sur l'économie.
— Etude pratique sur l'hydrothérapie, 1869.
— Des paralysies ischémiques et hyperémiques traitées par l'hydrothérapie, 1873.

DELMAS et LAROUZA. Dax, ses eaux, ses boues, 1872.
— Etude comparative des stations de boues françaises et allemandes, 1872.

DELMAS-SAINT-HILAIRE. Etude du service hydrothérapique de l'hôpital Saint-André, Bordeaux, 1878.

DUFRESSE DE CHASSAIGNAC. Mémoire sur le traitement de l'anévrysme rhumatismal du cœur par les eaux de Bagnols, t. XIX.
— Les eaux de Bagnols.

DELAPORTE. Bains de Luxeuil, 1862, t. XVIII.

DELIGNY. Le traitement de l'eczéma à Saint-Gervais, 1885.
— Le traitement de la gravelle par les eaux de Saint-Gervais, 1885.
— Prophylaxie et traitement de la phtisie bacillaire par les climats d'altitude, 1885.
— Traitement hydro-minéral de l'eczéma à Saint-Gervais, 1886.
— Le végétarisme au point de vue hygiénique et thérapeutique.

DUMOULIN. De l'eau de la source de Salins. 1861, t. XVII.
— Des conditions pathogéniques de la phtisie, au point de vue de son traitement par les eaux minérales, 1865.
— Des eaux minérales de Salins, 1860.
— De l'action reconstituante des eaux de Salins, 1885.

DEHENNE. De l'avancement musculaire dans les paralysies oculaires, 1885.

DURIAU. Etude sur l'empoisonnement par la strychnine, 1862, t. XV.
— Etude clinique sur l'apoplexie de la moelle épinière, 1859, t. XIV.

DURAND. Théorie électrique du froid, de la chaleur, de la lumière, 1863, t. XXIII.
— Des incidents du traitement de Vichy, 1834, t, XXXV.
— Traité des fièvres intermittentes.

DUVIGNAUD. Essai sur la médication hydrothérapique, 1861, t. XXV.

DALLY. Plan d'une thérapeutique par le mouvement rationnel, 1859, t. XXVI.

DELACROIX et A. Robert. Les eaux, Annuaire, 1865, t, XXIX.

DROUHET. Des eaux de Cauterets, 1858, t. XXXVII.

DESBREST. Dictionnaire minéral et hydrologique de la France, 1778.

DUTROULEAU. Note sur les bains de mer de Dieppe, 1858.

DUPASQUIER. Notice sur une nouvelle source de Vals, 1845, t. XL.
— Histoire de l'eau minérale d'Allevard, 1841.
— Mémoire sur l'emploi du sulfhydromètre.

DOYON. Uriage et ses eaux minérales, 1865, t. XXVIII.

DESPLANS. Des eaux minérales sulfureuses, thèse, 1857.

DUHOURCAU. Aperçu historique sur Cauterets, 1880.
— Nature du principe sulfuré des eaux de Cauterets, 1880.
— La sulfurométrie à Cauterets, 1876.
— Esquisse géologique sur Cauterets, 1881.
— Le choléra d'après le Dr Ferran. Le peronospora ferrani, 1885.

DEFFERNEZ. Hygiène des souffleurs de verre, 1880.

DAUMAS. Notice sur l'emploi des verres gradués à Vichy, 1864.

DEBOUT E. Des eaux minérales de Contrexéville.
— Mémoire sur les hernies ombilicales congénitales.

DEBOUT D'ESTRÉES. Traitement de l'uréthrite chronique chez la femme par l'eau de Contrexéville, 1874.

DENEFFE et VAN WELTER. De la ponction de la vessie, 1872.
— De l'anesthésie par injections intra-veineuses de chloral, 1874.
DESLON. De l'influence du progrès des sciences en thérapeutique, thèse, 1871.
DESGUIN. Etude sur la métalloscopie et la métallothérapie, 1880.
DUPLAN. La pellagre, 1858.
DUBOIS Paul. Etude sur l'ataxie locomotrice progressive, thèse, 1868.
DUGÈS et Mme BOIVIN. Atlas des maladies de l'utérus.
DUBARREAU. Arcachon 1863.
DANJOY. De la phtisie pulmonaire, 1862, thèse.
— De l'albuminurie dans l'encéphalopathie et l'amaurose saturnine, 1864.
— Etude médicale sur les eaux d'Ems, 1870.

EISSEN. Soultzbad, 1857, t. IX.
ESCALLIER. D'une réforme dans l'étude thérapeutique des eaux minérales, 1861.

FAUCONNEAU-DUFRESNE. Notice sur les bains d'Ems, 1844. t. III.
— Considérations sur le foie, 1852, t. XIV.
FLECKLES Balnéothérapie et saison de 1856 à Carlsbad, 1857, t. V.
— Carlsbad, 1859, t. XII.
FILHOL. Analyse des eaux de Saint-Christau, 1863, t. XXII.
— et REVEIL. Analyse des sources de Cauterets, 1861, t. XX.
— Analyse des Eaux-Bonnes, 1861, t. XXXII.
— Analyse des eaux de Barèges, 1861.
FISCHER et BRICHETEAU. Traitement du croup, 1862, t. XVII.
FERMOND. Etude sur la symétrie dans les trois règnes de la nature, 1855,
t. XIV.
FABAS. Aperçu des eaux de Saint-Sauveur, 1859, t. XXI.
FOURNIER E. De l'emploi thérapeutique des eaux d'Alet, 1859, t. XXXIX.
FRANÇOIS. Note pour l'histoire de l'amélioration des eaux minérales, 1863.
FEUGIER. Des indications des eaux minérales, 1869.
FOUET. Nouveau système des bains et eaux de Vichy, 1806.
FINOT. Observation sur l'action des eaux de Vichy, 1850.
FAUCHER-DECORVEY. Des eaux de Laperrière, dites de Brides, 1845.
FOUBERT. Bains de mer chauds dans la chlorose, 1876.
— Etude sur la météorologie médicale en France, 1866.
FABRICIUS Jean-Albert. Traduction de l'ouvrage : Théologie de l'eau ou
essai sur la sagesse et la puissance de Dieu.
FAUVEL. Question de l'inspectorat médical, 1873.
FOUCART. Histoire de l'arthrite blennorhagique, 1846.
FRIEDERIQ. De l'action des soustractions sanguines, 1885.
FOVILLE. Traité de l'anatomie et de la pathologie du système nerveux, 1844.

FAUCON. De la résection précoce de toute la diaphyse du tibia dans certains cas d'ostéo-périostite diffuse aiguë, 1877.

FREDET et TRUCHOT. De la lithine dans les eaux de Royat, 1867.

GAVELLI. Valdieri et ses eaux (en italien), 1855, t. V.
— Sur les mousses des eaux de Valdieri, 1857. t. V.

GRANETTI. Guide aux eaux d'Acqui (en Italien), 1853, t. V.

GENIEYS. Etude sur Amélie-les-Bains, 1844, t. VIII.

GERMAIN. Les eaux de Salins, 1859, t. IX.
— Des eaux minérales de Salins, thèse, 1860.

GROSSMANN. Soden am Taunus, 1858, t. XII.

GARDEY. Notice sur Hambourg, 1851, t. XII.

GRELLOIS. Etudes hygiéniques sur les eaux potables, 1859, t. XIII.
— Etude sur Bourbon-l'Archambault, 1860, t. XIX et monographie.
— Dissertation sur le mot météore, 1862, t. XXIV.

GUILLAND. Réflexions sur l'inspectorat, 1863, t. XV.
— Compte rendu des eaux d'Aix-en-Savoie, 1858.
— Bibliographie d'Aix-en-Savoie, 1880.

GILLEBERT-DHERCOURT. Recherches sur la sueur, 1853, t. XVI.
— Parallèle des eaux d'Enghien et des eaux des Pyrénées, 1878.
— Guide médical des malades à Enghien, 1875.
— Recherches sur le sel marin dans l'atmosphère maritime, 1869.
— Les climats des stations hivernales des Alpes-Maritimes, 1871.

GIRBAL. Etude sur les eaux d'Andabre, t. XXI.

GAILLARD. Recherches cliniques sur les eaux d'Aix-en-Savoie, 1861, t. XXII.

GUILLAUMO Y SALGADO. Monographie des eaux de Carratraca, 1860, t. XXIII.

GONOD. Etudes sur les plantes qui croissent autour des eaux minérales, 1856, t. XXVI.

GRANDEAU. Recherches sur le cœsium et le rubidium dans les eaux naturelles, 1863, t. XXVI.

GUÉRARD. Rapport sur les eaux minérales de France en 1852, t. XXVI.

GRELLOU. Etude sur les eaux de Slerck, t. XXIX, 1859.

GRANVILLE. Traitement par les nouveaux bains minéraux en Allemagne. Bains de gaz, t. XXXI.

GOIN. Notice sur les eaux de Corizan, 1867, t. XXXIX.

GROS. L'eau fraîche. Traduction de l'allemand, 1840.

GLÉNARD P. Valeur de l'acide phénique dans la fièvre typhoïde, 1881.

GIGOT-SUARD. Cauterets, 1866.
— Des effets thérapeutiques de l'eau de la Raillière, à Cauterets, 1863.
— Des climats, 1862.
— L'uricémie, 1873.

GOUET. Les eaux de Cauterets, 1872.

GRELLETY. Nouvelles preuves des bons effets des eaux de Vichy dans le traitement des dermopathies, 1880.
— La syphilis et certains accidents vénériens, 1886.

GOUX. Du traitement de la pierre, de la gravelle, de la goutte, 1875.
GUYENOT. De la médication bromo-chlorurée-sodique de Salins, 1870.
GERMOND DE LA VIGNE. La vallée des salines à Kreuznack.
GLATZ. L'hydrothérapie. Les eaux de l'Arve, 1875.
  — L'hydrothérapie à Champel, 1879.
  — De l'absorption cutanée.
  — Diagnostic et traitement des néphrites, 1872.
  — Quelques considérations sur les effets physiologiques et thérapeutiques des bains de siège et du traitement hydriatique de la spermatherrhée.
GUETTET. L'hydrothérapie, 1870.
GODRON. De l'origine de la température des eaux thermales, 1844, thèse.
GARRIGOU. Division fondamentale des eaux des Pyrénées, 1867.
  — Analyse des eaux de La Bourboule, 1879.
  — Analyse des eaux d'Aulus, 1874.
  — Etude géologique de Luchon, 1868.
  — Géologie de la station d'Ax, 1867.
GAUTHIER. Notes d'hydrologie médicale, thèse 1853.
GINTRAC. La pellagre dans la Gironde, 1863.
GRIMAUD. Barèges et ses eaux minérales.
  — Les maladies inflammatoires des os à Barèges, 1883.
GASC. Eaux thermales de Barèges, 1832.
GAUBERT. Bagnères-de-Bigorre, 1878.
GRENELL. De l'hydrothérapie dans le traitement du goître exophthalmique, 1883.
  — Des kystes sébacés, 1872.
GUBLER. Commentaires du Codex.
  — Du traitement hydriatique des maladies chroniques.

HENRY O. Analyse des eaux d'Evaux, 1843. t. VII.
  — Analyse des eaux d'Evaux, 1860.
  — Analyse de l'eau de Forges, 1845, t. XXI.
  — Des désinfectants utilisés en médecine, t. XIV.
  — Des radicaux composés, 1860, t. XIV.
  — et HUMBERT. Recherches sur l'acide cyanhydrique, t. XIII.
  — Concentration des eaux minérales par congélation 1863, t. XXIV.
  — Essai sur les bains, 1855, t. XXV.
  — Nouvelle méthode pour reconnaître le brôme et l'iode, t. XXXVI.
  — De l'état actuel du traitement de la scrofule par les eaux minérales, 1859, t. XXXVI.
  — RACLE et ALLARD. Guide à Saint-Honoré, 1857, t. XLI.
  — et LHERITIER. Hydrologie de Plombières, 1855.
  — et REVEIL. Notice sur les eaux de Salins, 1860.
  — Analyse chimique des eaux minérales.
HENRY fils et HUMBERT. L'iode et le brôme dans les eaux minérales, 1857.
HONIGSBERG (de). Wilbad-Gastein, 1857, t. V.
HOFLER. Description des eaux de Krankenheil, 1856, t. XII.
HEREIRA DY RUIZ. Les eaux de Penticosa, 1854, t. XII.

HOLSBECK (Van). La guérison de la goutte, 1865, t. XXII.
— Vade mecum aux bains de mer et aux eaux, 1864, t. XXX.
HERPIN. Mémoire sur la conservation des blés dans les silos, 1863, t. XIII.
— Rapport sur l'instruction primaire en Espagne, 1864, t. XXXIV.
— Etude sur les eaux minérales, 1855.
— Nomenclature et classification des eaux minérales, 1858.
— Du raisin et de ses applications thérapeutiques, 1885.
HEMMANN. Essai sur Schinznach et Wildeg, 1858, t. XXXI et XLI.
HECQUET. Analyse des eaux potables d'Abbeville, 1866, t. XXXVI.
HAMEAU. De l'influence du climat d'Arcachon dans les maladies de poitrine, 1866, t. XXXIX.
HÉDOUIN. Réflexions sur la dyspepsie, 1866, t. XXXIX.
HIRSCHFELD. Les eaux minérales de Hongrie, 1876.
HUBERT. Note sur l'équilibre du forceps et du levier.
HERVIER et SAINT-LAGER. Guide aux eaux de l'Isère, 1861.
HAYOIT. Pathogénie de l'encéphalopathie albuminurique, 1876.
HUETTE. Histoire thérapeutique du bromure de potassium, 1878.
— De l'arthrite dysentérique, 1869.
HEREAU. De l'emploi des eaux minérales dans les affections dartreuses, 1845.
HAMON. Etude sur les eaux potables et le plomb, 1884.
HELFFT. Hambrüch der balneotherapie, 1863.
HEERS (H. de). Dissertation physique sur les eaux de Spa, 1739.
HÉRARD. De l'influence des maladies fébriles sur les règles et réciproquement, 1852.
— et Cornil. Phtisie pulmonaire, 1867.
HARDY A. Bains à l'hydrofère. Expériences à Saint-Louis.
HIPPOCRATE. Aphorismes.

ISNARD. Les boues de Saint-Amand, 1869

JUTIER. Notice sur le captage des eaux de Plombières, t. XXI.
— et LEFORT. Etude sur les eaux de Plombières, 1862.
JANICOT. Pougues médical et pittoresque, 1881.
— Traité des eaux de Pougues, 1881.
— Etude bibliographique et critique sur les eaux de Pougues, 1879.
— Un syndicat aquatique.
— Etude sur l'hydre féminin, d'Augustin Courrade (1634), 1879.
JOURDANET. Du Mexique, 1861.
JUGE. De l'art des bains, thèse, 1852.
JOSSET. Etude sur les eaux naturelles.
JANSSENS. Topographie médicale et statistique de Bruxelles, mémoire, 1866.

KRAMER. Analyse de l'eau de Saint-Simon (Savoie), 1843, t. VII.
KUHN. Les eaux de Niederbronn, 1854 et t. XI, 1860.

KRONSER. Carlsbad, 1863, t. XXI.

KIRSCHLEGER. Les eaux acidules des Vosges, 1863, t. XVII.

KILLIAS. Notice sur les eaux de Tarasp, 1876.

KRISHABER. De la méthode ignée appliquée aux granulations du larynx et
    du pharynx, 1882.
 — Maladies des chanteurs.

LE BRET. Etude clinique du traitement thermal, thèse, 1851.
 — De l'emploi et des contre-indications des eaux sulfureuses dans le traite-
    ment des plaies et ulcères, 1865.
 — Du traitement des maladies articulaires par les eaux de Barèges, 1870.
 — Du traitement des maladies de la peau par les eaux de Barèges, 1867.
 — Traitement de la pellagre par les eaux sulfureuses, 1863.
LEFORT J. Etude sur les eaux de Châteauneuf, 1855, t. III.
 — Expériences sur l'aération des eaux, 1863, t. XXVII.
 — Mémoire sur les eaux de Chatelguyon, 1865.
 — Mémoire sur les eaux de Saint-Nectaire, 1859.
 — Traité de chimie hydrologique.
 — Du mercure dans l'eau de Saint-Nectaire, 1880.
 — Remarques sur l'altération des eaux des puits par les cimetières, 1871.
LHÉRITIER. Hydrologie de Plombières, 1856, t. IX.
 — Les eaux de Plombières, 1853.
 — Eaux de Plombières. Clinique médicale, 1854.
 — Voir : O. Henry.

LUNIER. Recherches sur la paralysie générale, 1853, t. XIV.
 — Emploi de la médication bromo-iodurée dans l'aliénation mentale et la
    paralysie générale, 1853, t. XIV.
 — Recherches sur l'huile de foie de morue, 1854, t. XIV.

LUBANSKI. De l'hydrothérapie, 1845. 1854, 1851, t. XV et XXI.
 — Etude sur l'hydrothérapie, 1847.

LEBERT. L'engadine, 1861, t. XV.

LEROY D'ÉTIOLLES. Des paralysies des membres inférieurs, 1856.

LERSCH. Geschichte der balneologie, 1863, t. XX.
 — Du physiologischen und terapeutischen fundamente der praktischen bal-
    neologie, 1868.
 — Polymorphe balneologie, 1871.

LEPRIEUR. Essai sur les eaux d'Hammam, Lef., 1858, t. XVIII.

LANGENHAGEN (de). Etude sur les eaux minérales.

LOPEZ. Banos de Segura, 1862, t. XXI.

LAISSUS. Les eaux de Brides-les-Bains, 1862, t. XV.
 — Manuel du baigneur à Brides-les-Bains, 1857, t. XL.
 — Note sur les eaux de Salins-Moutiers, 1869.
 — De l'emploi combiné des eaux de Brides et Salins dans les affections uté-
    rines, 1880.
 — Les eaux de Salins-Moutiers, 1884.
 — Les eaux de Brides, 1873.
 — Manuel du baigneur à Brides, 1857.

LARROQUE (de Coustalé). Etude sur Saliès de Béarn, 1865, t. XXXIII.
— Saliès de Béarn, 1864, t. XXXIV.
— Note médicale sur l'absorption plantaire et les bains entiers aux eaux de Salies, 1867.
LOGERAIS. Observations sur les eaux de Pougues, 1866-67, t. XXXVI et XXXIX.
— Du traitement de certaines affections chroniques à Pougues, 1869.
— Observations médicales sur les eaux de Pougues, 1867.
— Traitement de la gravelle et de la goutte, 1880.
LISLE. De l'eau de mer à l'intérieur, 1875.
LAPEYRE. Les eaux d'Avène, 1860.
LABAT. Monographies, Plombières, Salins, Saint-Nectaire, Ussat, Schinznach, Schlagenbad, Schwalsbach, Spa, Pullna, Soultzmatt, Uriage.
— Etude sur la station de Hambourg, 1867.
— Les bains de Lucques en Toscane.
— Etude sur Kissingen, 1866.
— Traduction du traité de l'obésité de Schendel.
— Les plages de l'Ouest de la France, 1880.
— Note médicale sur Arcachon, 1875.
— La grotte de Monsummano en Toscane, 1876.
LECOQ. Les eaux minérales et leurs rapports avec la chimie et la géologie, 1864.
— Les eaux minérales du massif central de la France au point de vue de la chimie et de la géologie, 1861.
LECLÈRE. Des eaux de Plombières dans les maladies chroniques du tube digestif, 1869.
— Clinique de Plombières. Rhumatisme, 1875.
LEMARCHAND. L'hygiène de la mer, 1874.
— Des bains de mer sur les plages du Nord, 1868.
LAHILLONNE. Pau. Etude de météorologie médicale. 1868.
LAVIELLE. Exposé de l'hydrologie et de la climatologie de Dax, 1886.
LAUSSEDAT. Villes d'eaux et hydrologie médicale de la Belgique, 1873.
— La Suisse, 1875.
LATOUR A. Traité chimique et médical de l'eau de Parade à Bagnères, 1852.
LARBÈS (de). Du traitement du diabète sucré à Cauterets, 1881.
LAMBRON. Etudes expérimentales sur le dégagement de l'électricité dans les — eaux sulfureuses de Bagnères, 1865.
LEUDET. Des effets immédiats et éloignés des Eaux-Bonnes dans le traitement de la phtisie pulmonaire, 1868.
— Les bains des Eaux-Bonnes.
LALAUBIE (de). De l'individualité thérapeutique des eaux de Vichy, 1879.

MARTINEAU. Traité clinique des affections de l'utérus et de ses annexes, 1870.
— Leçons sur les déformations vulvaires et anales, 1886.
MANGET. Promenade médicale à Evian. 1862, t. XVII.
MARTIN (de). Des eaux de Narbonne, 1862, t. XVIII.
— Topographie de Narbonne, 1859.
MASCAREL. Mémoire sur les ulcérations du col de la matrice, 1857, t. XIV.

MARCHANT (Léon). Recherches sur l'action thérapeutique des eaux minérales, 1832.

MARCHAL. Observations cliniques sur les eaux de Mondorff, 1870.

MALLAT. Recherche et dosage de la lithine dans les eaux de Vichy, 1882.

MARCET. Considérations sur la barégine, 1875.

MESS. L'influence de l'eau et de l'air de la mer sur quelques maladies, 1859, t. XXVII.

MECKEL. Manuel d'anatomie, 3 volumes.

MENVILLE DE PONSAN. Coup d'œil sur les Pyrénées, 1883.

MIAHLE. Du rôle chimique de l'acide carbonique dans l'économie, 1856, t. XIII.
— Chimie appliquée à la physiologie, 1856.
— De l'action des alcalins dans le traitement des calculs biliaires et vésicaux, 1867.

MILLARD H. A Treatise on Biights disease of the kindneys, 1884.

MORETIN. De l'étiologie du goître endémique. 1851, t. XXV.

MONIN. Essai sur les odeurs du corps humain, 1885.

MOTTE. Considérations pratiques sur les maladies de l'oreille, 1876.

MOREAU. Les eaux d'Hammam Meskoutine, 1858, t. IX.

MORIN. Analyse de la source Guillot à Evian, 1861, t. XXI.

MONNET. Traité des eaux minérales, 1768.

MOITESSIER. Etude chimique sur les eaux de Lamalou, 1861.

MATHIEU. Des eaux thermales de Bourbonne-les-Bains, 1833 (thèse).

MOUTARD-MARTIN. Kyste hydatique du foie.
De la valeur de l'arsenic dans la phtisie pulmonaire, 1868.

MUNARET. Les trois sources de Saint-Galmier.

MUSSY (N. G. de). Traité de l'angine glanduleuse, 1853.

MUSSET. Etude sur les eaux de Plombières, thèse, 1852.

MIOT. Recherches sur l'innervation du cœur, 1875.

MAHIER. Recherches hydrologiques et météorologiques sur l'arrondissement de Château-Gonthier, 1869.

NIEPCE. Mémoire sur l'eau d'Allevard, 1855, t. III.
— Mémoire sur Allevard, 1844 et 1846, t. VIII.
— Histoire de l'eau d'Allevard, 1850.
— Mémoire sur les eaux minérales d'Allevard, 1853.
— Des indications de l'eau d'Allevard, 1881.
— Uriage et ses eaux, 1873.
— De l'eczéma et du psoriasis traités par les eaux d'Uriage, 1875.
— Des marées de la Méditerranée, 1880.
— Etude sur la constitution climatologique et médicale de Nice, 1879.
— Le régime des vents à Nice, 1880.

NIVET. Recherches sur Royat, 1855, t. XL.

NYCANDER (de Stockholm). Du massage dans l'entorse, 1877.

OURGAND. Précis sur les eaux d'Ussat, 1860, t. XI.
ORÉ. Fonctions de la veine-porte, 1861.

PAYEN. Les eaux de Saint-Gervais, 1844, t. VII.
PATÉZON. Vittel, ses eaux minérales, 1859, t. XXIX.
— Hygiène du buveur à Vittel, 1862, t. XXX.
— Des coliques hépatiques et de leur traitement par les eaux de Vittel, 1872.
PATISSIER. Rapports sur les établissements thermaux en 1851-1852 et 1854, t. XXVI.
— Rapport sur les eaux de Vichy, 1840.
— et BOUTRON-CHARLARD. Manuel des eaux minérales, 1837.
PAMBRUN. Les eaux de Bagnères-de-Bigorre, 1856.
— Manuel des baigneurs à Bagnères, 1875.
PAGES (BORDES-). Du traitement des maladies syphilitiques par les eaux d'Aulus, 1874.
PALMA. Statistica chirurgica, 6 volumes.
PETRI. Exposé théorique de la cure de l'eau, 1843, t. V.
PÉTREQUIN. Action des eaux d'Aix dans les maladies des yeux, 1852, t. VIII.
PÉRIER G. Guide aux eaux de Bourbon-l'Archambault, 1870.
— Etude sur l'emploi des eaux de Bourbon-l'Archambault, 1867.
— Le château de Bourbon-l'Archambault, 1872.
— Hôpital civil de Bourbon-l'Archambault, 1874.
PEIRONNEL. La Bourboule, 1865, t. XVI.
PALLIÈRES (G. dés). Notice sur le Mont-Dore, 1859, t. XXXVI.
PEREYRA. Des bains de mer d'Arcachon, 1853, t. XV.
PÉGOT. Essai clinique sur le traitement de la syphilis par les eaux de Bagnères-de-Luchon, 1854.
PESCHIER. Notice sur les eaux de Vittel, 1855.
PETIT A. La goutte, le rhumatisme envisagés au point de vue de leur traitement aux eaux minérales, 1876.
— Nouvelles observations de maladies chroniques traitées à Royat, 1879.
— De l'action des eaux de Royat dans les maladies des voies respiratoires, 1880.
— Indications de l'usage à domicile des eaux de Royat, 1880.
— The gout and is varioust manifestations, 1882.
PÉRY. Du rôle des eaux sulfureuses dans le traitement des maladies vénériennes, 1868.
PHILBERT. La cure de l'obésité à Brides, 1879.
— Du traitement de l'obésité et de la polysarcie, 1874.
PIETRA-SANTA (de). Les Eaux-Bonnes en 1860 et 1861, t. XXIII.
— Du climat d'Alger dans les affections de poitrine, 1860, t. XIII.
— Les Eaux-Bonnes. La pulvérisation, 1861.
PINCOFFS. Military sanatoria, 1856, t. XXXVIII.
PILHES. Traité analytique des eaux d'Ax et d'Ussat, 1787,
PICARD Paul. La station hivernale d'Ajaccio, 1872.
PIÉCHAUD. Rapport sur l'usurpation des titres médicaux, 1878.

PLANCHE. Les eaux de Sylvanès, 1875.
— Balaruc-les-Bains, 1877.
— La scrofule à Balaruc, 1879.
— Etude sur Balaruc, 1886.
POLAILLON. Chirurgie du doigt, 1884.
POMMIER. De la constitution des eaux minérales des Vosges, 1854, t. II.
POINTE. Monographie des thermes de Weissembourg, 1853, t. IV.
PORGES. Efficacité spécifique de l'eau de Carlsbad, 1853, t. V.
POYCT. Notices géographiques sur le Mexique, 1863, t. XXVII.
POUGET. Lettre sur l'hydrothérapie marine, 1853, t. XXI.
POUMIER. Analyse des eaux des Pyrénées, 1813.
PRIVAT. Notice sur Lamalou-les-Bains, 1858, t. XI.
— Essai sur le rhumatisme noueux et son traitement à Lamalou, 1866,
    t. XXXVIII.
— Notice sur Lamalou-les-Bains, 1858.
PRIEGER. Kreuznach, 1862, t. XXXVIII et monographie.
PROLL. Gastein, 1862, t. XXVIII.
PRADIER. Lettres médicales sur La Bourboule, 1875.
PUPIER Z. Action des eaux de Vichy sur la composition du sang.
PUIG. Observations sur les eaux d'Oletto, 1852, t. III.
PUISAYE et LECONTE. Les eaux d'Enghien, 1853.

RANSE (de). Clinique thermo-minérale de Néris, 1879.
RAULIN. Traité analytique des eaux minérales, 1772.
RAYNAUD Maurice. Des hyperémies non phlegmasiques, 1863.
— De la révulsion. 1866.
— Traitement du rhumatisme cérébral par la médication réfrigérante, 1880.
RAYMOND. Traité des maladies qu'il est dangereux de guérir, 1816.
RÉVEIL et O. HENRY. Notice sur les eaux de Salies, 1860, t. XIX.
— et DUMOULIN. Etude sur Salins du Jura, 1863, t. XVIII.
— Mémoire sur la posologie des liquides médicamenteux, t. XXIV.
— Etudes sur Eugénie-les-Bains, t. XXXII.
RENARD. Les eaux de Bourbonne-les-Bains, thèse, 1859.
RICHELOT. Discussion sur la nature arsenicale des eaux du Mont-Dore, 1876.
— De la cure thermale du Mont-Dore, 1869 et 1874.
— Du traitement de l'asthme par les eaux du Mont-Dore, 1859.
— Du climat du Mont-Dore, 1867.
RIVAS (de). Description des eaux d'Ischia, 1859.
ROBERT A. Notice sur les eaux de Soultzbach, t. I.
— Bade et ses thermes, 1861, t. XXIV.
— Rippoldsau et ses eaux minérales, 1862, t. XXVIII.
— Guide aux bains de la vallée du Rhin, 1857.
— Notice sur les eaux de Schinznach, 1865.
REVILLOUT. Alaise, Alise, 1856, t. XXIV.
RIMAUD. Des eaux minérales de la Loire, t. XXXII.

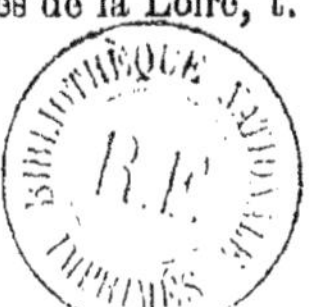

REICHENBACH. Théorie physiologique de la cure de Louëche, 1876.
ROBINET. Essai sur l'affinité historique, 1826, t. XXXV.
— La salubrité des villes, 1865, t. XXXVI.
— Les eaux de la Sologne, t. XXXVII.
— Etude sur l'eau de pluie, 1865, t. XXXVIII.
— Des productions cryptogamiques dans les solutions salines, t. XXXVIII.
RONDOLPHI. Observations sur l'eau de Sierck, t. XXXVIII.
ROTUREAU. Les eaux minérales de l'Europe, 1853, 2 volumes.
— Examen comparatif des eaux de France et d'Allemagne.
— Etude sur les eaux de Nauheim, 1854 et 1856.
ROCCAS. Bains de mer, 57.
— Traité pratique des bains de mer, 1862.
ROJAS Nicanor. Hydrotherapia explicada, 1871.
ROBINSKI. De l'influence des eaux malsaines sur le développement du typhus
     exanthématique, 1880.
ROLLET J. Coup d'œil sur la syphilis et les maladies de la peau, 1864.
ROMMELAERE. Contribution à l'étude des affections hémorrhagiques, 1873.
ROUSSEL. Etude sur les eaux de Chaldette, 1865, t. XXXVIII.
RUIZ (HEREIRA DY). Mémoire sur les eaux de Penticosa, t. XXIII.
REGNAULT II. Mémoire sur une maladie particulière du genou, 1861.

SENTEIN. Des eaux minérales d'Audinac, 1840, t. II.
— Des eaux minérales d'Audinac, 1842 et 1846, t. II.
— Observations de médecine et de chirurgie, 1847, t. XIV.
SPENGLER. Etudes sur les thermes d'Ems, 1855, t. III.
— Etude sur les eaux d'Ems, 1859, t. X.
— Saison à Ems, 1858, t. XII.
— Du traitement de la laryngite à Ems, 1861, t. XXXI.
— Ueber die kumis kur, 1865.
SCOUTETTEN. Expériences sur l'électricité du sang, t. XXII.
— Electro-physiologie, t. XXII.
— Recherches sur l'électricité des eaux minérales, t. XXIV.
— De la température du corps de l'homme sain et malade, 1867.
SCHMIT. Notice sur les eaux de Mondorff, 1854, t. XVII.
— Observations sur la cure de raisin, 1847.
STRATER. Les bains à Aix-la-Chapelle au temps de Charlemagne, t. XXXIV.
SABADEL. La législation des eaux minérales, 1866, t. XLI.
SAUNDERS. Minéral Waters Treatise, 1805.
SMIRNOW. Notice sur les eaux du Caucase, 1868.
SÉNAC-LAGRANGE. Etude sur la tradition médicale aux eaux sulfu-
     reuses, 1880.
SANDRAS. Essai sur les eaux phosphatées ferrugineuses, 1866.
SERVAJAN. Des eaux minérales de Saint-Alban, 1880.
SCHARER. Les eaux minérales de Heustrichbad (Suisse), 1858.
SUCHARD. Notice sur les bains de Larey, 1876.
SEELIGMANN. Bade, ses eaux thermales, 1867.

SOUBEIRAN. Notice sur la fabrication des eaux minérales artificielles, 1843.

SCUDAMORE. A chemical and medical report of the properties of the mineral Waters, 1820

SCHIVARDI. Trattato di balneotherapia, 1875.

SCHREBER. Système de gymnastique en chambre, 1856.

SECONDAT (de). Observations de physique et d'histoire naturelle sur les eaux minérales, 1701.

SALES-GIRONS. De l'inspectorat des eaux minérales.
— Du principe scientifique et de la mission pratique de la Société d'hydrologie, 1863.

SPRENGEL. Histoire de la médecine, 9 volumes.

SOULIGOUX. De la dilatation de l'estomac et de son traitement, 1883.
— Etude sur le diabète, 1883.
— Etude sur la goutte, 1882.

STRAUSS. Voyez Liouville.

SEMAL. Des psycho-névroses dyscrasiques.

SÉNAC. Quelques réflexions sur l'institution du traitement de Vichy, 1861.

TAMPIER. Des eaux alcalines sous le rapport des maladies, thèse 1863.

TILLOT. Traitement du phagédénisme par le chlorate de potasse, 1865, t. XXXIX.
— De la lésion et de la maladie dans les affections utérines chroniques, 1860, t. XXV.
— De l'action des eaux de Saint-Christau dans quelques affections cutanées, 1864.
— De l'action des eaux de Saint-Christau dans quelques affections de la peau et des yeux, 1867.
— De la rhinite chronique, 1875.

TIEDMANN. Anatomie du cerveau, 1823.

TITECA. Pathogénie et prophylaxie de la myopie, 1877.

TREUILLE. Les eaux de Contrexéxille, 1848, t. VII.
— Les eaux de Contrexéville, 1859.

TRAUTWEIN. Kreuznach, 1853.

TROUSSEAU. Notes sur les bains de mer du Croisic, 1874.

TRUCHOT. Voir : Fredet.

TURCK. Les eaux de Plombières, 1844.
— Les maladies du foie à Plombières, t. IX.
— Essai sur le bain tiède, 1861, t. XVIII.
— Nature et traitement de la fièvre typhoïde, 1846, t. XIV.
— De la vieillesse, 1884.

VAURÉAL. Esquisse des effets physiologiques et thérapeutiques de l'eau, 1865, t. XXXIII.
— Essai sur l'histoire des ferments, 1864, t. XXXIV.
— Genèse du choléra, 1866, t. XLI.

VERGÉ. Notice sur Ussat, 1842, t. IX.

VALDÈS. Eaux minérales de Luchon, 1881.
VERJON. Forges-les-Eaux.
  — Franzensbad.
  — Des eaux de Sierck dans la scrofule, 1865.
  — Ems.
  — Maladies chroniques des voies digestives et de leurs annexes, 1869.
VERDAT. Les eaux minérales sulfureuses de Gurnigel (Suisse), 1879.
VERRIER. Les bains publics à Rome, 1882.
VIDART P. Études sur l'hydrothérapie.
VIAN. De l'anesthésie locale pour l'avulsion des dents, 1886.
VIEL. Bains de mer, 1847.
VIDAL. Essai sur les eaux d'Aix en Savoie, 1851, t. IV.
  — Notice historique et médicale sur l'hospice d'Aix-en-Savoie, t. IV.
  — Aix-les-Bains en 1867.
  — Des eaux d'Aix comme moyen de diagnostic des maladies chroniques, 1865.
  — Suite d'études sur les eaux d'Aix, rhumatisme, 1864.
  — De l'action des eaux d'Aix sur la caloricité et la circulation, 1879.
  — Du traitement thermal de l'arthritis à Aix-en-Savoie, 1880.
VIDAL (d'Hyères). Création d'un sanatorium sur la plage d'Hyères, 1881.
VILLEMIN. Recherches sur l'absorption par la peau, 1863, t. XXII.
VINCENT. Des eaux de Baréges dans les maladies de la peau, 1867, t. XXXIII.
  — Recherches sur les eaux de la vallée de Barèges, t. XXXVIII.
  — Considérations sur les eaux de Plombières, 1849.
  — Notice sur l'établissement de La Preste.
VOURY. Chatelguyon et les eaux purgatives allemandes, 1876.

WIESBADEN. Les eaux de Kreuznach, 1856, t. IV (en allemand).
  — Kreuznach, 1844 et 1865, t. XVI et XVIII.
WARIN. Notice sur les eaux de Sierck, 1864, t. XX.
WETZLAR. Traité des eaux d'Aix-la-Chapelle, 1856.
WEHENKEL. Du typhus contagieux, 1869.
WILLIAMS. Étude sur les effets des climats chauds dans la consomption pul-
    monaire, 1875.

TABLE ALPHABÉTIQUE

DES

MATIÈRES

Absorption (De l' —), de certains gaz dans l'économie et leur élimination, par M. J. CASSE, 1877.
— (De l' —), cutanée, par M. GLATZ.
— (Recherches sur l' —), par la peau, par M. VILLEMIN, 1863, t. XXII.
Abbeville (Analyse des eaux d' —), par M. HECQUET, 1866, t. XXXVI.
Acqui (Guide aux eaux d' —), par M. GRANETTI, 1853, t. V.
Action thérapeutique (Recherches sur l' —) des eaux minérales, par M. MARCHANT, 1832.
Accidents cérébraux et accès pernicieux sporadiques, par M. J. BESNIER, 1884.
Acné (Recherches sur deux variétés assez rares d' —), par M. CAILLAUT, 1851.
Affinité (Étude sur l' —) historique, par M. ROBINET, 1826, t. XXXV.
Aix-en-Savoie, Rapport par le Dr BLANC, 1856, t. IV.
— (Compte rendu d' —), par M. BERTIER, 1848, t. VIII.
— (Compte rendu pour 1854), par M. BLANC, t. XXVII.
— Recherches cliniques, par M. GAILLARD, 1861, t. XXII, et monographie.
— (Compte rendu d' —), par M. GUILLAND, 1858, t. XXIV.
— (Action des eaux d' —) dans les maladies des yeux, par M. PÉTREQUIN, 1852, t. VIII.
— (Essai sur les eaux d' —), par M. VIDAL, 1851, t. IV.
— (Notice médicale sur l'hospice d' —), par M. VIDAL, t. IV.
— (Bibliographie d' —), par M. GUILLAND, 1880.
— (Compte rendu des eaux d' —), 1858, par M. BERTIER.
— Aix-les-Bains en 1867, par M. VIDAL,
— (Des eaux d' —), comme moyen de diagnostic des maladies chroniques, par M. VIDAL, 1865,
— (Suite d'études sur les eaux d' —), rhumatisme, par M. VIDAL, 1864.
— (Aperçu clinique des eaux d' —) et de Marlioz, par M. BRACHET, 1875.

— (De l'action des eaux d' —) sur la caloricité et la circulation, par M. Vidal, 1879.

— (Du traitement de l'arthritis par les eaux d' —), par M. Vidal, 1880.

Aix-la-Chapelle (Traité pratique des eaux d' —), par M. Wetzlar. 1856.

— (Les bains à —) au temps de Charles-Quint, par M. Strater. 1858, et t. XXXIV.

Air (Etude clinique sur le bain d' —) comprimé, par M. Bertin, 1855.

Ajaccio (La station hivernale d' —), par M. Paul Picard, 1872.

Albuminurie (De l' —) dans l'encéphalopathie et l'amaurose saturnine, par M. Danjoy, 1864.

Alcalins (De l'action des —) dans le traitement des calculs biliaires, par M. Miahle, 1867.

Alcoolisme (De l' —), par M. Lentz, mémoire de l'Académie de Belgique.

— (Les alcools et l' —), mémoire de l'Académie de Belgique.

Algérie (Les eaux minérales et les bains de mer en —), par M. Bertherand, 1860.

Alger (Du climat d' —) dans les maladies de poitrine, par M. Pietra-Santa, 1860, t. XIII.

Alise-Alaise, par M. Revillout, 1856, t. XXIV.

Aliénation (Emploi de la médication bromo-iodurée dans l' —), par M. Lunier, t. XIV.

Allemagne (Précis analytique des principales Eaux d' —), 1858.

— (Les eaux minérales de France et d' —), par M. Durand-Fardel.

— (Traitement par les bains de gaz en), par M. Granville, t. XXXI.

Allevard (Mémoire sur l'eau d' —), par M. Niepce, 1855, t. III.

— Mémoires, 1844 et 1846, par M. Niepce, t. VIII.

— (Histoire de l'eau d' —), par M. Niepce, 1850.

— (Mémoire sur les eaux d' —), par M. Niepce, 1853.

— (Les eaux minérales d' —), par M. Chataing, 1859 (thèse).

— (Histoire de l'eau d' —), par M. Dupasquier, 1841.

— (Des indications de l'eau d' —), par M. Niepce, 1881.

— (L'inhalation d' —), par M. Baron, 1872,

Alet (De l'emploi thérapeutique des eaux d' —), par M. Fournier, 1859, t. XXIX.

Alpes-Maritimes (Les climats des stations hivernales des —), par M. Gillebert-Dhercourt, 1871.

Alquié (Hommages à la mémoire du docteur —), par M. Durand-Fardel.

Ambulances (Les —) de Toulouse pendant la guerre 1870-1872, par M. Armieux.

— (Compte rendu des —) fixes de la Savoie, pendant la guerre 1870-71.

Amélioration (Note pour servir à l'histoire des travaux d' —), des eaux minérales françaises, par M. Francois, 1863.

Amélie-les-Bains (Etude sur la station hivernale d' —), par M. Bouyer, 1876.

— (Etude sur —), par M. Genieys, 1844, t. VIII.

— (Etude sur —), par M. Artigues, 1864, t. XVI.

Andabre (Etude sur les eaux d' —), par M. Gerbal, t. XXI.

Anatomie (Traité d' —), par MM. Bourgery et Jacob.

— Anatomie du cerveau, par M. Tiedenamm, 1823.

— (Manuel d' —), par M. Mecked.

Anomalie des doigts, par M. E. VERRIER.

Anesthésie (De l' —) locale pour l'avulsion des dents, par M. G. VEAU, 1886.
— (L' —) et les dentistes, par M. TH. DAVID, 1885.

Analyse chimique (Traité pratique d' —), des eaux minérales, par MM. O. HENRY, père et fils, 1858.

Angine scrofuleuse, par M. DESNOS, 1872.
— (Traité de l' —) glanduleuse, par M. N. G. de MUSSY, 1853.

Annales médico-chirurgicales, 1885-1886.

Arsenic (Histoire de la découverte de l' —) dans les eaux minérales, par M. CHEVALLIER, 1855, t. XXI.
— (Etude sur la recherche de l' —) dans les eaux minérales, par M. BYASSON, 1882.
— (De la valeur de l' —) dans la phtisie pulmonaire, par M. MOUTARD-MARTIN, 1862.

Arcachon (Influence du climat d' —) dans les maladies de poitrine, par M. HAMEAU, 1886, t. XXXIX.
— Des bains de mer d'Arcachon, par M. PEREYRA, 1853, t. XV.
— Arcachon, par M. DUBARREAU, 1863.
— (Note médicale sur —), par M. LABAT, 1875.

Ariège (Les eaux minérales de l' —), par M. HIRCAN-BONNANS, 1882.

Arthritis (Son traitement à Aix en Savoie, par M. VIDAL, 1888.

Asthme (Du traitement de l' —) par les eaux du Mont-Dore, par M. RICHELOT, 1859.
— (Considérations sur l' —), par M. BOUYER, 1886, t. XXXVI.

Audinac (Des eaux minérales d' —), par M. SENTEIN, 1840-42-46, t. II.

Aulus (Du traitement des affections syphilitiques par les eaux d' —), par M. BORDÈS-PAGÈS, 1874.
— (L'eau d' —), par M. ALRICQ, 1880.

Auvergne (Les eaux thermales d' —), par MM. ALLARD et BOUCOMONT, 1862, t. XXIV.

Avène (Les eaux d' —), par M. LAPEYRE, 1860.

Ax (Traité des eaux d' —), par M. ALIBERT, 1853.
— (Géologie de la station d' —), par M. GARRIGOU, 1867.
— (Traité analytique des eaux d' —), PILHES, 1787.
— Dr DESNOS.

Arthrite noueuse (Etude critique sur l' —), par M. DURAND-FARDEL, 1881.

Articulations (Maladies des —), par M. BONNET, 2 vol.

Anesthésie par injections intra-veineuses de chloral, par M. DEINEFFE, 1874.

Bade et ses thermes, par M. A. ROBERT, 1861, t. XVIII.

Baden (Ses eaux thermales), par M. SEELIGMANN, 1867.

Bagnères-de-Bigorre (Les eaux de —), par M. PAMBRUN, 1856.
— (Manuel du baigneur à), par M. PAMBRUN, 1875.
— Article extrait du Dictionnaire, par M. DESNOS.
— (Cinq années d'études sur les eaux de —), par M. LEMONNIER, 1845.
— (Etude sur —), par M. ALBAN DE LA GARDE, 1874.

— (Etude sur —), par M. Gaubert, 1878.
— (Les passe-temps agréables aux eaux de —), par M. Dom-Lerouge, 1785.

Bagnères-de-Luchon (Les eaux de —), par M. Barrié, 1853, thèse.
— (Histoire générale et pittoresque de —).
— Essai clinique sur le traitement de la syphilis par les eaux de —), par M. Pegot, 1854.
— M. Desnos.
— (Eaux minérales de —), par M. Valdes, 1881.
— (Etude géologique de —), par M. Garrigou, 1868.

Bagnols (Les Eaux de —), par M. Dufresse de Chassaigne.
— (De l'action thérapeutique des eaux de —) dans la dyspepsie, par M. Bignon, 1866.
— (Les eaux thermales de —), par M. Chevalier, 1840.
— (Etude sur les eaux de —), par M. Desnos, t. VII.

Bagnoles-de-l'Orne (De l'action des eaux de —), par M. Bignon, t. XL.

Bain (Essai sur le —) tiède, par M. Turck, 1861, t. XVIII.
— Essai sur les bains, par M. O. Henry, 1855, t. XXV.
— (de vapeur —), par M. Borell, 1866.
— (De l'art des —), par M. Juge, 1852, thèse.
— Bains publics à Rome, par M. E. Verrier. 1882.
— A l'hydrofère, par M. A. Hardy.
— (Note sur le — à l'hydrofère), par M. A. Dumoulin, 1862.
— de siège dans le traitement de la spermatorrhée, par M. Glatz.
— (Mémoire sur la manière d'agir du —) d'eau douce et d'eau de mer, par M. Maret, 1749.

Bains de mer (Traité pratique des —), par M. A. Roccas, 1862.
— (Vade mecum aux —), par M. Van Holsbeck, t. XXX.
— (Des — chez les enfants), par M. Brochard, 1864.
— Bains de mer, par M. A. Roccas. 1857.
— (Influence des — sur la température du corps), par M. Aubert, 1883.
— Bains de mer sur les plages du Nord, par M. Lemarchand, 1868.
— Bains de mer, par M. Viel, 1847.
— (Note sur les — de Dieppe, par M. Dutrouleau, 1858.
— (Etude sur les —), par M. Barthes, 1858.
— (Notice sur les — du Croisic), par M. Trousseau, 1874.

Balaruc (Indications des eaux de —), par M. Brousse, 1882.
— Balaruc-les-Bains, par M. A. Planche. 1877.
— La scrofule à Balaruc, par M. Planche, 1879.
— Etude sur Balaruc, par M. A. Planche, 1886.

Balnéothérapie (Trattato di balneotherapia,) par M. Schivardi. 1875.
— (Handbruch der Balneotherapie(, par M. Helfft, 1863.

Balnéologie (Geschichte der —), par M. Lersch, 1863, t. XX.
— (Polymorphe —), par M. Lersch, 1871.

Barèges (Etude médicale sur les eaux de —), par M. Armieux, 1871.
— (De l'action thérapeutique des eaux de —), par M. Carrère, 1851, thèse.
— (Des eaux de — dans les paralysies, suites des coliques sèches), par M. Armieux, 1864, t. XXIV.
— (Recherches sur les eaux de la vallée de —), par M. L. Vicent, 1869, t. XXXIII.
— dans les maladies de la peau, par M. A. Vincent, t. XXXVIII.

— (Recherches sur la circulation dans la cure de —), par M. ARMIEUX, 1871.
— et ses eaux minérales, par M. GRIMAUD.
— (Les maladies inflammatoires des os à —), par M. GRIMAUD, 1883.
— (Du traitement des maladies articulaires par les eaux de —), par M. LE BRET, 1870.
— (Du traitement des maladies de la peau par les eaux de —), par M. LE BRET, 1867.
— (Études médicales sur —), par M. ARMIEUX, 1880.
— Les eaux de — sont sédatives de la circulation, par M. ARMIEUX.
— et ses eaux, par M. BUEZ, 1869.
— (Recherches physiques et zoologiques sur les eaux de —), par M. ARNOYE, 1869, thèse.
— et les blessures de guerre, par M. ARMIEUX, 1874.
— (Eaux thermales de —), par M. GASC, 1882.
— (Topographie médicale de —), par M. ARMIEUX, 1870.
— (Lettre sur l'efficacité des eaux de — dans le traitement du pityriasis palmaria, par M. CHRESTIENS.

Barégine (Considérations sur la —), par M. MARCET, 1875.

Béarn (Dissertation sur les eaux minérales du]—), par M. BORDEY père, 1701.

Blés (Conservation des — dans les silos), par M. HERPIN, t. XIII.

Bourbon-l'Archambault (Guide aux eaux de —), par M. PÉRIER, 1878.
— (Étude sur les eaux de —), par M. PÉRIER, 1867.
— (Hôpital civil de —), par M. PÉRIER, 1874.
— (Le château de —), par M. PÉRIER, 1872.
— (Notice sur la salle d'inhalation de —), 1867.
— (Les eaux salées de —), par M. BOUGARD, t. XXX.
— (Étude sur —), par M. H. CORNE, 1864, t. XXXIX.
— (Étude sur —), par M. GRELLOIS. 1860, t. XIX.

Bourbonne-les-Bains (Des eaux thermales de —), par M. MATHIEU, 1853, thèse.
— (Ses eaux minérales), par M. CAUSARD, 1870.
— (Les eaux de —), par M. RENARD, 1859, thèse.
— (Les eaux de —), BOUGARD, 1857, thèse.
— (Clinique de l'hôpital de —), par M. CABASSE.
— (De la cure thermale à l'hôpital de —), par M. CAUSARD, 1864.
— (Géographie illustrée du canton de —), par M. BOUGARD et DEMINUID, 1882.
— (Les eaux salines chaudes de —), par M. BOUGARD, 1863.
— (Dissertation sur les eaux de —), par M. CHARLES, 1749.

Belgique (Villes d'eaux et hydrologie médicale de la —), par M. LAUSSEDAT, 1873.

Biarritz (Manuel du baigneur à —), par M. AFFRE, 1852, t. XV.
— Manuel du baigneur à —, monographie, par M. AFFRE, 1856.

Boues (Étude comparative des stations de — françaises et allemandes, par MM. P. DELMAS et LARAUZA, 1872.
— (Les — de Saint-Amand), par M. ISNARD, 1869.

Bordeu (Œuvres de —),
— (Éloge historique de —), par M. LEFEUVE, 1847.

Brides-les-Bains (Les eaux de —), par M. LAISSUS, 1873.
— De l'emploi combiné des eaux de Brides et de Salins-Moutiers dans le traitement des affections utérines, par M. LAISSUS, 1880.

— (Les eaux purgatives de —), par M. Laissus, 1873.
— (Manuel du baigneur à —), par M. Laissus, 1857.
— Des eaux de Laperrière, dites de Brides, par M. Faucher-Decorvey, 1875.
— (La cure de l'obésité à —), par M. Philbert, 1879.
— (Les eaux de —), par M. Laissus, 1862, t. XV.

Brioude (Notice sur l'établissement —), par M. Armieux, 1864, t. XX.

Brome (Nouvelle méthode pour reconnaître le —), par M. O. Henry, t. XXXVI.

Bronchites (Etude clinique sur les diverses formes de -), par M. Sénac-Lagrange, 1873.

Bromure de potassium (Histoire thérapeutique du —), par M. Huette, 1878.

Bière (La — au point de vue hygiénique), par M. le Dʳ Boens, 1878.

Carratraca (Monographie des eaux de —), par M. Guillaumo, 1860, t. XXIII.

Carbonique (Rôle chimique de l'acide — dans l'économie —), par M. Miahle, 1856, t. XIII.
— (De l'acide —), par M. Herpin, 1864.

Capvern (Ses eaux minérales), par M. Michel Ticier, 1871.

Carlsbad (Saison de 1856 à —), par M. Fleckles, 1857, t. V.
— (Saison de 1859 à —), par M. Fleckles, t. XII.
— Par M. Kronsér, 1863, t. XXI.
— (Efficacité spécifique des eaux de —), par M. Porges, 1853, t. V.
— Par M. Porges, 1858.
— Par M. Desnos.

Cauterets (Des eaux de —), par M. Drouhet, 1858, t. XXXVII.
— (Analyse des sources de —), par M. Filhol et Réveil, 1861, t. XX.
— (Etude sur —), par M. Gigot-Suard, 1856.
— (Les eaux de —), par M. J. Gouet, 1872.
— (Aperçu historique sur —), par M. Dubourcau, 1880.
— (Etude sur les eaux de —), par M. Comandré, 1868.
— (Des effets de l'eau de la Raillière à —), par M. Gigot-Suard, 1863.
— (Du traitement du diabète sucré à —), par M. de Larbés, 1881.
— (Esquisse géologique sur —), par M. Dubourcau, 1881.

Cannes (Constitution médicale de —), par M. Bernard, 1881.

Cancer. Scrofule et syphilis, notice sur Celles-les-Bains, par M. Saint-Ange Barrier.

Captage (Travaux de —) des eaux minérales, par M. Francois, 1867.

Caucase (Notice historique sur les eaux du —), par M. Smirnow, 1868.

Cautérisations (Leur valeur dans les affections diphtéritiques, par M. Bricheteau.

Carie (Remarques sur le traitement topique de la —), par M. A. de Courval, 1859.

Celles-les-Bains. Voir : Cancer.

Céphalométriques (Etudes — sur les bustes d'assassins guillotinés et de personnes distinguées, par M. Bajénoff, 1884.

Cérébrales (Considérations sur les localisations —), par M. Auburtin, 1863.

Challes (Recherches sur les eaux de —), par M. Bonjean, 1843, t. VIII.
— (Nouvelles études sur les eaux de —), par M. Bertherand, t. XXXII.
— Nouveau recueil, par M. Domenget, 1845, t. IV.
— (Aperçus sur les eaux de —), par M. Domenget, 1841, t. VIII.
— (Rapport général sur la station de —), par M. Royer, 1883.
— (Documents sur les eaux de —), par M. Domenget, 1854.
— (Notice sur les eaux de —), par M. Domenget, 1856.

Chaldette (Étude sur les eaux —), par M. Roussel, 1865, t. XXXVIII.

Châteauneuf (Étude sur les eaux de —), par M. Lefort, 1855, t. III.

Château-Gonthier (Recherches hydrologiques et météorologiques), par M. Mahier, 1869.

Chatelguyon (Recherches expérimentales sur les eaux), par M. Voury, 1880
— (Mémoire sur les eaux de —), par M. Lefort, 1865.
— et les eaux purgatives allemandes, par M. Baraduc, 1875.

Chimie appliquée à la physiologie, par M. Miahle, 1856.
— hydrologique, Traité, par M. Lefort.

Chirurgie du doigt, par M. Polaillon, 1884.
— (Statistica chirurgica), par M. Palma, 6 vol.
— (De la compression et l'aspiration en —), par M. Buys, 1869.

Chlorate de potasse dans le traitement du phagédénisme, par M. Tillot, 1866, t. XXXIX.

Chlorure de Magnésium (Action physiologique —), par M. V. Laborde, 1879.

Chanteurs (Maladies des —), par M. Kriehaber.

Choléra (Genèse du —), par M. Vauréal, 1866, t. XLI.
— Le — d'après M. Ferran-Duhourcau.

Coesium (Recherches du — dans les eaux), par M. Grandeau, 1863, t. XXVI.

Cœur (Recherches sur l'innervation du —), par M. G. Mot, 1875.

Contrexéville, par M. Baud, 1857, t. XXXVI.
— Par M. Desnos,
— (Maladies des organes génito-urinaires et goutte à —), par M. Baud, 1868.
— (Des eaux minérales de —), par M A. E. Debout, 1870.
— (Des eaux de —), par M. A. Treuille, 1859.
— (Traitement de l'uréthrite chronique chez la femme par l'eau de —), par M. Debout d'Estrées, 1874.

Clermont (Essai sur les eaux minérales de —), par M. Chevallier, t. XXIV.

Classification et nomenclature des eaux minérales, par M. Herpin, 1858.
— Origine et thérapeutique des eaux minérales de France, par M. Batissier, 1842, thèse.

Climats (Des —), par M. Gigot-Suard, 1862.
— d'altitude. Prophylaxie et traitement de la phtisie, par M. Deligny, 1885.
— des stations hivernales des Alpes-Maritimes, par M. G. Dhercourt, 1871.

Climatologie des stations hivernales du midi de la France, par M. de Valcourt, 1865.

Cimetières (Altération des eaux de puits par les —), par M. J. Lefort, 1871.

Commentaires thérapeutiques du Codex, par M. Gubler.

Commission d'hygiène de l'enfance, Rapports annuels, 1879-80-81-82-83-85.

j

Convulsions des femmes en couches. Nature et traitement, par M. Charles, 1876.

Cours sur les eaux minérales. Leçon d'ouverture, par M. Durand-Fardel.

Couzan (Notice sur les eaux de —), par M. Goui, 1857.

Conservation des eaux minérales naturelles par la congélation, par M. O. Henry, 1863.

Cransac (Aperçu médical sur —), par M. Auzoui, 1854, t. III.

Crétinisme (Contribution à l'étude du goître et du —), par M. Baron, t. XXXV.

Croisic (Notice sur les bains de mer du —), par M. Trousseau, 1874.

Croup (Traitement du —), M. Fischer et Bricheteau, 1862, t. XVII.

Cryptogames dans les solutions salines, par M. Robinet, t. XXXVIII.

Cusset (Etude clinique des eaux de —), par M. Bouquet, 1854, t. I.

Cyanhydrique (Recherches sur l'acide —), par M. O. Henry, t. XIII.

Danubiennes (Voyage médical dans les provinces —), par M. Caillat, t. XV.

Dartreuses (Emploi des eaux minérales dans les affections —), par M. Héreau, 1845.

Dax (Ses eaux, ses boues), par M. Delmas et Larouza, 1872.
— (Exposé de l'hydrologie et de la climatologie de —), par M. Ch. Lavielle, 1886.
— (Notice historique sur les thermes de —), par M. Blanchet, 1886.

Dermopathies (Nouvelles preuves des bons effets des eaux de Vichy dans le traitement des —), par M. Grellety, 1881.

Déformations anales et vulvaires (Leçons sur les —), par M. Martineau, 1886.

Diarrhées chroniques (Leur traitement par les eaux de Plombières), par E. Bottentuit, 1873.

Diabète (Recherches cliniques sur le diabète, la goutte, la gravelle et leur traitement par les eaux de Vichy, par M. Barudel.
— (Etude sur le —), par M. Souligoux, 1883.

Dictionnaire général des eaux minérales et dictionnaire de M. Desbrest, 1778.

Dilatation de l'estomac et son traitement, par M. Souligoux, 1883.

Dieppe (Notice sur les bains de mer de —), par M. Dutrouleau, 1858.

Diaphyse (De la résection précoce de toute la — du tibia dans certains cas d'ostéo-périostite aiguë diffuse), par M. A. Faucon, 1877.

Désinfectants utilisés en médecine, par M. O. Henry, t. XIV.

Divonne (L'hydrothérapie —), par M. Bottey 1886.

Doigt (Chirurgie du —), par M. Polaillon, 1884.
— (Anomalie des —), par M. E. Verrier.

Diphtérie (Traitement par l'eau de Vichy et le bicarbonate de soude), par M. G. Baron.

Dyspepsie (Réflexions sur la —), par M. Hédouin, 1866, t. XXXIX.
— gravelle et goutte, par M. Bouloumié, 1876.
— (Traité de la —), par M. Beau, 1868.

Eau (De son emploi en médecine et chirurgie), par M. Delmas, 1859, t. XXV.
— de pluie. (Étude sur l' —), par M. Robinet, 1865, t. XXXVIII.
— (Étude des effets physiologiques et thérapeutiques de l' —), par M. Vauréal, 1865, t. XXXIII.
— Exposé théorique de la cure de l' —), par M. Petri, 1843, t. VI.

Eaux (Étude sur les — potables et le plomb), par M. A. Hamon, 1884.
— (Les — douces de Vichy), par M. Batilliat et Mallat, 1883.
— (Études sur diverses —), par M. Barillé, 1882.
— (Altération des — de puits par les cimetières, par M. J. Lefort, 1871.
— (De l'influence des — malsaines sur le développement du typhus exanthématique), par M. Robinski, 1880.
(Les — de l'arrondissement de Montargis), par M. Huette, 1871.
— (Expériences sur l'aération des —), par M. J. Lefort, 1803, t. XXVII.
— (Études hygiéniques sur les — potables, par M. Grellois, 1859, t. XIII.

Eaux alcalines (Les — sous le rapport des maladies), par M. Tampier, 1863, thèse.

Eaux-Bonnes (Des — dans la phtisie), par Cazenave, 1860, t. XVII.
— (Analyse des —), par M. Filhol, 1861, t. XXXII.
— (Les —), par M. de Pietra-Santa, 1861, t. XXII.
— (Étude sur les —), par M. Charbonnel, 1869, thèse.
— (Les —). La pulvérisation, par M. de Pietra-Santa, 1861.
— (Des effets immédiats et éloignés des — dans le traitement de la phtisie pulmonaire), par M. Leudet, 1868.
— (Dix-sept années de pratique aux —), par M. Cazenave de la Roche, 1867.
— (De l'action des — dans la phtisie), par M. Cazenave de la Roche, 1866.
— (Mémoire sur les —), par M. A. Bordeu.
— (Les — en 1866), par M. de Pietra-Santa.
— (Recherches cliniques sur les —), par M. Andral, 1876.
— (Les bains des —), par M. Leudet.

Eaux minérales (Dans leurs rapports avec l'économie publique, la médecine et la législation), par M. Alibert, 1852, t. I.
— (La législation des —), par M. Sabadel, 1865, t. XLI.
— de France en 1852. Rapport de M. Guérard, t. XXVI.
— (Les —), par MM. Delacroix et Robert, 1865, t. XXIX.
— (Traité thérapeutique des —), par M. Durand-Fardel.
— (Dictionnaire général des —), par MM. Durand-Fardel, Le Bret, etc.
— (Dictionnaire général des —), par M. Desbrets, 1776.
— (Rapports sur les — de France, par MM. Tardieu, Pidoux, etc.
— (Études médicales pratiques sur les —), par M. Sales-Girons.
— (Étude médicale sur la nature, l'origine et l'emploi des —), par MM. Delacroix A. Robert, 1865.
— (Manuel des —), par MM. Patissier et Boutron-Chalard, 1837.
— (Nomenclature et classification des —), par M. Herpin, 1858.
— (D'une réforme dans l'étude thérapeutique des —), par M. Escallier, 1861.
— (Plan d'un cours sur les —), par M. Durand-Fardel, 1856.
— (Conditions pathogéniques de la phtisie au point de vue de son traitement par les —), par M. Dumoulin, 1865.
— (Quelques remarques sur les — et leur action), par M. Durand-Fardel, 1876.
— (De l'origine, de la classification des —), par M. E. M. Batissier, 1842, thèse.
— (Analyse chimique des —), par M. O. Henry, 1868.

— — (Lettres sur les —), par M. BORDEU, 1766.
— (Traité analytique des —), par M. RAULIN, 1772.
— (Traité des —), par M. MONNET, 1768.

Eaux minérales artificielles (Rapport sur les —), 1862.
— (Notice sur la fabrication des —), par M. SOUBEIRAN, 1843.

Eaux minérales sulfureuses (Les —), par M. DESPLANS, 1857, thèse.
— (De l'emploi et des contre-indications des — dans le traitement des ulcères et plaies), par M. LE BRET, 1865 et t. XX.
— (Etude sur la tradition médicale aux —), par M. SÉNAC-LAGRANGE, 1880.
— (Rôle des — dans le traitement des maladies vénériennes), par M. PERY, 1868.
— (Traitement de la pellagre par les —), par M. LE BRET, 1863.

Eaux minérales phosphatées ferrugineuses (Essai sur les —), par M. SANDRAS, 1866.

Eaux thermales (Origine de la température des —), par M. GODRON, 1844, thèse.

Electricité (Recherches sur l' — des eaux minérales), par M. SCOUTETTEN, 1865.
— (Applications de l' — à la pathologie), par M. BECQUEREL, 1856.
— (Etudes expérimentales sur le dégagement de l'électricité dans les eaux sulfureuses de Bagnères), par M. LAMBRON, 1865.
— des eaux minérales, par M. SCOUTETTEN, t. XXIV.

Electro-physiologie, par M. SCOUTETTEN, XXII.

Eloge historique de Bordeu, par M. LEFEUVE, 1847.

Ems (Etude sur les eaux d' —), par M. SPENGLER, 1855, t. III.
— (Etude sur les eaux d' —), par M. SPENGLER, 1859, t. X.
— (Saison à —), par M. SPENGLER, 1858, t. XII.
— (Du traitement de la laryngite à —), par M. SPENGLER, 1861, t. XXXI.
— (Notice sur —), par M. FAUCONNEAU-DUFRESNE, 1844, t. III.
— (Les eaux d' —), par M. VERJON.
— (Des eaux d' —), par M. A. BECQUEREL, 1859.
— (Etude sur —), par M. H. BOGLER, 1858.
— (Etude médicale sur les eaux d' —), par M. DANJOY, 1870.
— (Etude de balnéologie sur les thermes d' —), par M. SPENGLER, 1855.

Encéphalopathie (Pathogénie de l' — albuminurique), par M. HAYORT, 1876.

Encausse (Les eaux minérales d' —), par M. COMPARAN, 1858, thèse.

Enghien (Les eaux d' —), par MM. PUISAY et LECONTE, 1853.
— (Les eaux d' —) par le Dr DESNOS.
— (Parallèle des eaux d' — et des eaux des Pyrénées), par M. GILLEBERT DHERCOURT, 1878.
— (Des indications des eaux d' —), par M. FEUGIER, 1869.
— (Guide médical des malades à —), par M. GILLEBERT-DHERCOURT, 1875.
— (Analyse des eaux d' —), par M. O. RÉVEIL, 1865.

Espagne (Traité complet des eaux minérales de l' —), par M. RUBIO, 1853.

Engadine, par M. H. LEBERT, 1861, t. XV.

Europe (Les eaux minérales de l' —), par M. ROTUREAU, 1863.
— (The spas), par M. J. ALTHAUS, 1862.

Euzet, par M. AUPHAN, 1848, t. VII.

Etablissements sanitaires (Projet d'institution d' — pour l'armée), par M. DURAND-FARDEL.
— thermaux (Rapport de M. PATISSIER sur les —), t. XXVI.

Evaux (Analyse des eaux d' —), par M. O. Henry, 1860.

Evian (Analyse de la source d' —), par M. Guillot-Morin, 1861, t. XXI.
— (Promenade médicale à —), par M. Manget, 1862, t. XVII, par M. Campardon, 1880.

Ferments (Essai sur l'histoire des —), par M. Vauréal, 1864, t. XXXIV.

Fébrile (De l'état —), par le Dr Desnos, 1866.
— (De l'influence des maladies — sur les règles et réciproquement), par M. Hérard, 1852.

Fibrômes interstitiels de l'utérus, par M. Abeille, 1878.

Fièvres intermittentes (Traité des —), par M. A. Durand, 1862.
— (Traitement par l'hydrothérapie, par M. Basset, 1857, t. XXXIX.

Fièvre typhoïde (Nature et traitement), par M. Turck, 1846, t. XIV.
— (Valeur de l'acide phénique dans la —), par M. Paul Glénard, 1881.
— (De l'emploi des affusions froides dans la —), par M. L. de Lambert 1870.
— (Etude sur la —), mémoires de l'académie de Belgique, par le Dr Cousot.

Fièvre vitulaire (De la —), par M. Contamine, 1871.

Foie (Considérations sur le —), par M. Fauconneau-Dufresne, 1852, t. XIV.

Folie (De la — paralytique), par M. Lefebvre, 1868.

Foncaude (Les eaux minérales de —), par M. Bertin, 1844, t. VII.

Forges-les-Eaux (Notice sur les eaux de —), par M. Caulet, 1867, t. XXXVI.
— (Analyse des eaux de —), par M. O. Henry, 1845, t. XXI.
— (Les eaux de —), par le Dr Verjon.
— (Nouveau système des eaux de —), par M. J. Larouvière, 1749.

Fongosités utérines, par M. Hédouin, 1853, t. XIV.

Forceps (Note sur l'équilibre du — et du levier), par M. Hubert.

Fourcade (Les eaux minérales de —), par M. E. Bertin, 1855.

Franzensbad (Essai sur les bains de boue de —), par M. Boschan, 1852, t. XXXVII.
— (Les eaux de —), par le Dr Verjon.

Gargarisme (Etude sur le — laryngien), par M. H. Biugnier, 1868.

Gastein, par M. de Honigsberg, 1857, t. V.
— Par M. G. Prol, 1862, t. XXVIII.

Genou (Mémoire sur une maladie particulière du —), par M. H. Regnault, 1861.

Géologie (Les eaux minérales dans leurs rapports avec la chimie et la —), par M. H. Lecoq, 1864.
— (Les eaux minérales du massif central de la France au point de vue de la chimie et de la —), par M. H. Lecoq, 1861.
— (Rapports de la — avec l'hydrologie).
— de la station d'Ax, par M. Garrigou, 1867.

Gers (Eaux minérales du —), par M. Lidange, 1854, t. II.

Glycosurie (Etude sur la —), mémoires, par M. E. Bertin, 1865.

Goître (Contribution à l'étude du — et du crétinisme, par M. Baron, 1867, t. XXXV.

— endémique, son étio'ogie, par M. Morétin, 1851, t. XXV
— exophtalmique. (De l'hydrothérapie dans le traitement du —), par M. Grenell, 1883.
Goutte (Guérison de la —), par M. Van Holsbeck, 1865, t. XXII.
— (Recherches cliniques sur la — et la gravelle et leur traitement par les eaux de Vichy), par M. Barudel, 1873.
— (Lettres sur le traitement de la — à Vichy), par M. Durand-Fardel.
— (Maladies des organes génito-urinaires et — à Contrexéville, par M. Baud, 1868.
— (Traitement de la gravelle et de la —), par M. Logerais, 1880.
— (Du traitement de la pierre, gravelle et —), par M. Goux, 1875.
— (Matériaux pour une monographie de la —), par M. Braun, 1862.
— (Les dyspepsies, la gravelle et la —), par M. Bouloumié, 1873.
— (De la —), par M. Bouloumié, 1875.
— (Etude sur la —), par M. Souligoux, 1882.
— (Parallèle de la — et du rhumatisme), par M. E. Chauffard, 1857.
— (The gout and is varioust manifestations), par M. A. Petit, 1882.
Gravelle (Son traitement par les eaux de Saint-Gervais, par M. Deligny, 1875.
— (Etude sur la — urinaire simulée et ses rapports chez la femme avec l'hystérie, par M. Brongniart, 1884.
— Monographie, par M. le Dr Desnos.
Grotte de Monsummano en Toscane, par M. A. Labat, 1876.
Gurnigel (Suisse) (Les eaux minérales sulfureuses de —), par M. le Dr Verdat, 1879.
Gymnastique (Système de — en chambre), par M. Schreber, 1856.

Hammam-Meskoutine (Les eaux de —), par M. Moreau, 1858, t. IX.
Hammam-Lef (Essai sur les eaux de —), par M. Leprieur, 1858, t. XVIII.
Heiden (Cure de petit lait et séjour d'été à —).
Hernies (Mémoire sur les — ombilicales congénitales), par M. Debout.
Heudreville (Eure) (Note sur les eaux minérales du prieuré de —), par M. Brémond, 1878.
Heustrichbad (Suisse) (Les eaux minérales de —), par M. Scharer, 1858.
Hombourg (Notice), par M. Gardey, 1851, t. XII.
— (Etude sur la station de —), par M. A. Labat, 1867.
Hongrie (Les eaux minérales de la —), par M. Hirschfeld, 1876.
— (Les eaux minérales de la —), par M. Corneille-Chizer.
— (La source des yeux aux bains d'Hercule en —), par M. Caillat, t. XXXI.
Hopitaux (De l'institution des — dans les stations thermales), par M. Le Bret 1873, t. XXXI.
Hydrologie (L' — au xive siècle), par M. Bonnejoy.
— (Notes d' — médicale), par M. Gautier, 1853, thèse.
— (Villes d'eaux et — de la Belgique, par M. Laussedat. 1873.
— (Exposé de l' — et climatologie de Dax), par M. Lavielle, 1886.
— (Rapports de l' — avec la géologie), par M. Calloud, 1855.
— Par M. Bouis, 1852, t. III.
Hydrothérapie (Des règles à suivre au début du traitement), par M. Boullay, 1859, t. XIX.

— (Traitement des fièvres intermittentes par l' —), par M. BASSET, 1857, t. XXXIX.
— (Compte rendu du service d' — de Longchamps), par M. DELMAS, t. XXII.
— (Essai sur l' —), par M. DUVIGNAUD, 1861, t. XXV.
— (Note pour servir à l'histoire de l' —), par M. DELMAS, 1866, t. XXXV.
— (Note sur l' —), par M. VAN HOLSBECK, 1855, t. XX.
— Par M. LUBANSKI, 1845 et 1854, t. XV et XXI.
— (Examen physiologique de l' —), par M. LUBANSKI, 1851, t. XXI.
— (Etudes sur l' —), par M. P. VIDART, 1856.
— (L' — à domicile), par M. P. DELMAS, 1868.
— (Etude du service de l'hôpital Saint-André), par M. DELMAS, SAINT-HILAIRE, 1878.
— Hydrotherapia explicada, par M. NICANOW-ROJAS, 1871.
— (L' — à Divonne), par M. BOTTEY, 1886.
— (Opportunité pendant la période menstruelle), par M. P. DELMAS, 1877.
— (Considérations générales sur l' —), par M. BOULLAY, 1853, thèse.
— (Etudes médicales sur l' —) par M. BOTTEY, 1886.
— (De l' — dans le traitement du goître exophtalmique), par M. GRENELL, 1883.
— (L' —). Les eaux de l'Arve, par M. GLATZ, 1877.
= (L' — à Champel), par M. GLATZ, 1879.
— (Manuel d' —), par M. DELMAS, 1885.
— (De l' — dans les maladies de l'utérus), par M. BOULLAY, 1855.
— (L' —), par M. GUETTET, 1870.
— (Gérardmer hydrothérapique), par M. GRENELL, 1872.
— (Des paralysies traitées par l' —), par M. DELMAS, 1875.

Hygiène de la mer, par M. LEMARCHAND, 1874.
— des souffleurs de verre, par M. DEFFERMEZ, 1880.
— de l'enfance. Rapports de la commission, 1879-80-81-82-83-85.

Hydre féminin (Etude sur l' —), d'Augustin Courrade, par M. JANICOT, 1879.

Hypérémies non phlegmasiques, par M. RAYNAUD, 1863.

Hystérie. Voir : Gravelle.

Hypso-thermométrie, par M. GRELLOIS, 1861, t. XXIV.

Huile de foie de morue (Recherches sur l' —), par M. LUNIER, 1854, t. XIV.

Hyères (Création d'un sanatorium sur la plage d' —), par M. VIDAL, 1881.

Hydriatique (Du traitement — des maladies chroniques), par M. GUBLER.

Ictère (Physiologie pathologique de l' —), par M. V. LABORDE, 1869.

Iles Canaries, par M. G. DE BELCASTEL, 1862.

Iode et brome (Recherche dans les eaux minérales), par MM. O. HENRY fils et HUMBERT, 1857.

Inspectorat médical (Observations sur l' —), par M. DURAND-FARDEL, 1860, t. XIX.
— (Réflexions sur l' —), par M. GUILLAND, 1863, t. XV.
— (Question de l' —), discours du Dr DURAND-FARDEL, 1873.
— (Question de l' —), par M. A. FAUVEL, 1873.
— des eaux minérales, par M. ALQUIÉ.
— des eaux minérales, par M. SALES-GIRONS.

Inspecteurs (Du rôle des médecins —), par M. VIALLANES, 1860, t. XXXIII.

Instruction primaire en Espagne. Rapport de M. Herpin, 1864, t. XXXIV.

Ischia (Description des eaux d' —), par M. Chevalley de Rivas, 1859.

Isère (Guide aux eaux minérales de l'—), par M. Hervier et Saint-Lager, 1861.

Italia (Del acque minerales de l' —), par M. Carelli, 1864.
— Gitte alle principali stazioni mediche italiane, par M. Chiminelli, 1884.

Irrigation naso-pharyngienne (L' —), par M. Alvin, 1875.

Kissingen (Etude sur —), par A. Labat, 1866.

Krakenheil (Description des eaux), par M. Höfler, 1856, t. XII.

Kreuznach, par M. H. Prieger, 1862, t. XXXVIII.
— (Les équivalents pharmaco-dynamiques et leur emploi à —), par M. Wiesbaden, 1859, t. VI.
— Par M. Wiesbaden, 1844-1856-1865, t. XVIII, IV et XVI.
— Par M. Trautwein, 1853.
— (La vallée des salines à —), par M. Germond de la Vigne, 1854.

Kyste kydatique du foie, par M. Moutard-Martin.

Kumis (Ueber die kumis kür), par M. Spengler, 1865.

La Bourboule (De l'asthme diathésique, son traitement à —), par M. Château, 1880.
— (Etude sur —), par M. Château, 1870.
— (Etude sur —), par M. L. Choussy, 1873.
— (Etude sur —), par M. Peironnel, 1865.
— (Lettres médicales sur —), par M. Pradier, 1875.
— (Les eaux de —), par M. Château, 1876.
— et ses eaux minérales, par M. Clérault, 1877.
— (Analyse des eaux de —), par M. Garrigou, 1879.
— (Analyse de l'eau de —), par M. Calloud, 1863, t. XXXVIII.

La Malou (Notice sur —), par M. Privat, 1858.
— (Essai sur le rhumatisme noueux et son traitement à —), par M. Privat, 1866, t. XXXVIII.
— (Etude chimique des eaux de —), par M. Moitessier, 1861.

Lait (Les cures du petit — et de raisin, par M. E. Carrière, 1860.

La Preste (Notice sur l'établissement), par M. A. Vincent.

Lésion (De la — et de la maladie dans les affections chroniques de l'utérus) par M. Tillot, 1875.

La Motte-les-Bains, par M. H. Buissard, 1854, t. III.

Larynx (Traitement des maladies du —), par M. Vogler, 1863, t. XXII.

Lavey (Notice sur les bains de —), par M. A. Suchard, 1876.

Lithine (Recherche et dosage de la — dans les eaux minérales), par M. A. Mallat, 1882.

Lithotritie (La — moderne), par M. H. Bigelow.

Localisations (Considérations sur les — cérébrales), par M. Aubertin, 1863.

Loëche (Théorie physiologique de la cure à —), par M. Reichenbach, 1876.

Luxeuil (Notice sur les eaux de —), par M. A. Billout, 1857, t. VII.
— et ses bains, par M. Chapelain, 1851, t. II.
— (Bains de —), par Delaporte, 1862, t. XVIII.
Loire (Des eaux minérales du département de la —), par M. Rimaud, t. XXXII.
Lymphatisme (Traitement du —), par M. Coustale de Larroque, 1872.
Lucques (Les bains de —, en Toscane), par M. A. Labat.

Maine-et-Loire (Les eaux minérales ferrugineuses de —).
Maladies articulaires. Traitement par les eaux de Barèges, par M. Le Bret, 1870.
— de la peau. Traitement par les eaux de Barèges, par M. Le Bret, 1867.
— chroniques. Les eaux d'Aix comme moyen diagnostic des —, par M. Vidal, 1865.
— chroniques du tube digestif. Traitement à Plombières, par M. Leclère, 1869.
— des organes génito-urinaires. Traitement à Contrexéville, par M. Baud, 1868.
— syphilitiques. Traitement par les eaux d'Aulus, par M. Bordes-Pagès, 1874.
— de l'utérus. Hydrothérapie, par M. Boullay, 1855.
— qu'il est dangereux de guérir, par M. Raymond, 1816.
— de l'utérus. MMmes Boivin et Dugès.
— des articulations, par M. Bonnet.
— chroniques traitées à Royat, par M. A. Petit, 1879.
— (Des eaux alcalines sous le rapport des —), par M. Tampier, thèse.
— constitutionnelles. Thérapeutique hydrologique, par M. Allard, 1860.
— scrofuleuses et tuberculeuses, par M. Lebert.
— chroniques des voies digestives et annexes, par M. Verjon, 1869.
Manuel des eaux minérales, par MM. Patissier et Boutron-Charlard, 1837.
— d'anatomie, par M. Meckel.
Marienbad (Traité curatif et préservatif de l'obésité par les eaux de —), par M. Schendel. Traduction de M. A. Labat, 1869.
Marlioz. Aperçu clinique, par M. Brachet, 1876.
— (Analyse de l'eau de —), par M. Bonjean, 1847, t. VIII.
— (Analyse de l'eau de —), par M. Bonjean, 1857.
Mamelon (Anatomie et pathologie du —), par M. Delmas, 1860, t. XXII.
Matrice (Mémoire sur les ulcérations du col de la —), par M. Mascarel, 1857, t. XIV.
Médecins cantonnaux, par M. Andrieux, 1858, t. XVII.
Médecine et chirurgie. (Observations de —), par M. Sentein, 1847, t. XIV.
— (Histoire de la —), par M. Spengel, 9 volumes.
— (Traité de — pratique), par M. Franck, 1862.
Médication (De la — marine), par M. Hédouin, 1876.
— (Traitement du rhumatisme cérébral par la — réfrigérante, par M. Raynaud, 1888.
Massage (Du — dans l'entorse), par M. Nycander, 1877.
Méditerranée (Marées de la —), par M. A. Niepce, 1880.
Météore (Dissertation sur le mot —), par M. Grellois, 1862, t. XXIV.
Merlange (Analyse des eaux de —), 1761.
Metallothérapie (Etude sur la — et la métalloscopie), par M. V. Desguin, 1880

Météorologie (Etude sur la — médicale en France), par M. FOUBERT, 1866.
— pyrénéenne, par M. ARMIEUX.
— (Etude de — médicale), par M. PAU-LAHILLONNE, 1869.
Mexique (Notice géographique, par M. F. POYCT, 1863, t. XVII.
— (Du —), par M. JOURDANET, 1861.
Microbes (Le tabac et les —), par M. BOURDON, 1884.
Mission (Du principe scientifique et de la — pratique de la Société d'hydrologie), par M. SALES-GIRONS, 1863.
Molitg (Etude chimique des eaux de —), par M. BÉCHAMP, 1861, t. XXII.
Mercure (Du — dans l'eau de Saint-Nectaire), J. LEFORT, 1880.
Mondorf (Etude sur les eaux de —), par M. SCHMIT, 1854, t. XVII.
— (Observations cliniques sur les eaux de —), par M. le Dr MARCHAL, 1870.
Mont-Dore (Propriétés des eaux du —), par M. BERTRAND, 1823.
— (Discussion sur la nature arsenicale des eaux du —), par M. RICHELOT, 1876.
— (Le —), par M. J. ALVIN, 1874.
— (Notice sur les eaux du —), par M. BERTRAND, 1857.
— (Etudes médicales sur les eaux du —), par M. CHABORY-BERTRAND, 1859.
— (De la cure thermale du —), par M. RICHELOT, 1869 et 1874.
— (Du traitement de l'asthme par les eaux du —), par M. RICHELOT, 1859.
— (Du climat du —), par M. RICHELOT, 1867.
— (Notice sur le —), par M. G. DES PALLIÈRES, 1859, t. XXXVI.
Monte-Catini (Notice sur les eaux), par M. PÉRIER, 1860, t. XII.
Montagne (Essai sur les stations de — de la Tarentaisie), par M. LAISSUS, 1884.
Montargis (Des eaux dans l'arrondissement de —), par M. HUETTE, 1871.
Monserrat (Historia de la Puda de —), par M. ARNUS, 1863, t. XXIII.
Mort réelle. (Moyen de diagnostiquer la —), par M. V. LACORDE, 1871.
Myopie (Pathogénie et prophylaxie de la —), par M. le Dr TITERA, 1877.

Narbonne (Des eaux de —), par M. DE MARTIN, 1862, t. XVIII.
Naturelles (Etude sur les eaux minérales —), par M. TH. JOSSET.
Nauheim (Les eaux de —), par M. F. BODE, t. IV.
— (Etude sur les eaux de —), par M. ROTUREAU, 1854 et 1856.
Néphrite (Diagnostic et traitement des diverses espèces de —), par M. GLATZ, 1872.
Néris. Notice, par M. R. DES BRUS, 1854, t. III.
— (Guide médical aux eaux de —), par M. BONNET DE MALHERBE, 1872.
— (Les eaux minérales de —), par M. A. MAURIN, 1858.
— (Clinique thermo-minérale de —), par M. DE RANSE, 1879.
Nice (Etude sur la constitution climatologique et médicale de —), par M. NIEPCE, 1879.
— (Le régime des vents à —), par M. NIEPCE, 1880.
Niederbronn (Les eaux de —), par M. KÜHN, 1854 et 1860, t. XI.
Nord (Des bains de mer sur les plages du —), par M. LEMARCHAND, 1868.

Oïoun-Sekhakna, par M. BERTHERAND, 1856, t. IX.
Olette (Observations sur les eaux d' —), par M. PUIG, 1852, t. III.

Oreille (Considérations pratiques sur les maladies de l'—), par M. MOTTE, 1876.

Obésité (Traité curatif et préservatif de l' —), par M. SCHENDEL, traduction de M. LABAT, 1869.
— (Du traitement de l' — et de la polysarcie), par M. PHILBERT, 1874.
— Traitement de l'obésité à Brides, par M. PHILBERT.

Odeurs (Essai sur les — du corps humain), par M. MONIN, 1885.

Opération d'Emmet, par M. Walton, 1881.

Pau. Étude de météorologie, par M. LAHILLONNE, 1869.

Petit-Lait (Notice sur le —), par M. BARANIECKI, 1858, t. XXXVI et — M. KUHN, t. XXXVIII.

Panticosa (Mémoire sur les eaux de —), par M. DE RUYS, t. XXXIII.

Paralysie générale (Recherches sur la) —, par M. LUNIER, 1849, t. XIV.
— Essai sur la — suite de contusions, par M. CAUSARD, 1861. Thèse.
— (Des — des membres inférieurs), par M. LEROY d'ETIOLLES, 1856.
— (Des — hypérémiques et ischémiques), hydrothérapie, par M. DELMAS, 1875.

Pellagre (Traitement par les eaux sulfureuses), par M. LE BRET, 1863.
— (La — dans la Gironde), par M. GINTRAC, 1863.
— Etiologie et prophylaxie, par M. COSTALLAT, 1860.
— (La —), par M. DUPLAN, 1858.
— (De la — sporadique), par M. LANDOUZY, 1866.

Physiologie (Rapports sur les progrès de la — en France), par M. CL. BER- — NARD, 1867.

Phtisie (Curabilité de la —), par M. DESNOS, t. XXXV.
— (Contagion de la —), par M. ARMIEUX, 1868.
— (De la prophylaxie et du traitement de la — par les climats d'altitude) par M. DELIGNY, 1885.
— (Des conditions pathogéniques de la —, au point de vue de son traite- ment par les eaux minérales), par M. DUMOULIN, 1865.
— (De la — pulmonaire), par M. DANJOY, 1862. Thèse.
— (De la —), par MM. HÉRARD et CORNIL, 1867.

Pierrefonds (De l'emploi des eaux de — dans la tuberculose pulmonaire), par M. BOURGAREL, 1881.

Pierre (Du traitement de la —, de la gravelle), par M. GOUX, 1876.

Plages. Les plages de l'Ouest de la France, par M. A. LABAT, 1880.

Plan d'une thérapeutique par le mouvement rationnel, par M. DALLY, 1859, t. XXVI.
— d'un cours sur les eaux minérales, par M. DURAND-FARDEL, t. XXIV.

Plantes qui croissent autour des eaux minérales, par M. GONOD, 1856, t. XXVI.

Plombières (Notice sur le captage des eaux de —), par M. JUTIER, t. XXI.
— LHÉRITIER. 1856, t. IX et 1853 (monographie).
— (Les maladies du foie à —), par M. TUROK, t. IX.
— (Les eaux de —), par M. TUROK, 1847.
— (Des eaux de — dans le traitement des maladies chroniques du tube di- gestif), par M. LECLÈRE, 1869.
— Traitement des diarrhées chroniques, par M. BOTTENTUIT, 1873.

— (Considérations sur les eaux de —), par M. A. VINCENT, 1849.

— par M. A. LABAT.

— (Étude sur les eaux de —), par M. MUSSET, 1852. Thèse.

— (Hydrologie do —), par MM. O. HENRY et LHÉRITIER.

— (Eaux de —). Clinique médicale, par M. LHÉRITIER, 1854.

— (Clinique de —). Rhumatisme, par M. LECLÈRE, 1875.

Procédés (De la valeur des — dits cliniques pour le dosage de l'urée), par M. CAULET.

Prostate (Maladies de la — et prostatite subaiguë), par M. BOULOUMIÉ, 1874.

Psycho-névroses dyscrasiques, par M. E. SEMAL, 1880.

Puerpérale (De la mort subite —), par M. BARELLA, 1873.

Posologie des liquides médicamenteux, par M. RÉVEIL, t. XXIV.

Pougues (Observations sur les eaux de —), par M. LOGERAIS, 1866 et 1867. t. XXXVI et XXXIX.

— (Emploi des eaux de —), par M. DE CROZANT, 1846, t. IX.

— F. ROUBAUD, 1860.

— (Les eaux minérales de —), par M. ROUBAUD, 1866.

— médical et pittoresque, par M. JANICOT, 1881.

— (Traité des eaux de —), par M. JANICOT, 1881.

— (Étude bibliographique et critique sur les eaux de —), par M. JANICOT, 1879.

— (Observations médicales sur les eaux de —), par M. LOGERAIS, 1867.

— (Du traitement de certaines affections chroniques par les eaux de —), par M. LOGERAIS, 1869.

Pyrénées (Division fondamentale des eaux des —), par M. GARRIGOU, 1867.

— (Coup d'œil sur les eaux des —), par M. ANDRY, 1839.

— (Parallèle des eaux d'Enghien et des —), par M. GILLEBERT-DHERCOURT, 1878.

— (Analyse des eaux des —), par M. POUMIER, 1813.

— (Coup d'œil sur les —), par M. MENVILLE DE PONSAN, 1883.

Portugaises (Renseignements sur les eaux minérales —), 1867.

Réunion (Les eaux minérales de la —). Rapport.

Radicaux composés, par M. O. HENRY, 1860, t. XIV.

Raisin (Du — et de ses applications thérapeutiques), par M. HERPIN, 1865.

— (Les cures de petit-lait et de —), par M. E. CARRIÈRE, 1880.

— (Observations sur la cure de —), par M. SCHMITT, 1845.

— (De la possibilité d'établir en Béarn une cure de —), par M. C. DE LA ROCHE, 1866.

Réforme à introduire dans l'étude thérapeutique des eaux minérales, par M. ESCALLIER, 1861.

Révulsion (De la —), par M. RAYNAUD, 1866.

Rhinite (De la — chronique), par M. TILLOT, 1875.

Rippoldsau et ses eaux minérales, par M. A. ROBERT, 1862, t. XXVIII.

Royat (Précis sur les eaux de —), par M. ALLARD, 1861, t. XX.

— (Précis sur les eaux de —), par M. ALLARD, 1864.

— (Étude sur les eaux de —), par M. BASSET, 1866, t. XXXIX.

— (Recherches sur —), par M. NIVET, 1855, t. XL.

— (Étude sur les eaux de —), par M. Lagaudin, 1810.
— (De la lithine dans les eaux de —), par MM. Truchot et Fredet, 1867.
— par M. A. Labat.
— (Des eaux alcalines de —), par M. Boucomont, 1876.
— (Nouvelles observations de maladies chroniques traitées à —), par M. A. Petit, 1879.
— (La goutte, le rhumatisme à —).
— (De l'action des eaux de — dans les maladies des voies respiratoires, par M. A. Petit, 1880.
— (Usage à domicile des eaux de —), par M. A. Petit, 1880.
Rhin (Guide aux bains de la vallée du —), par M. A. Robert, 1857.

Saint-Alban (Des eaux minérales de —), par M. Servajan, 1880.

Saint-Amand (Les boues de —), par M. Isnard, 1869.

Saint-Galmier (Les trois sources de —), par M. Munaret, 1850.

Saint-Christau (De l'action des eaux de — dans quelques affections cutanées), par M. Tillot, 1864.
— (Analyse des eaux de —), par M. Filhol, 1863.
— (Les eaux ferro-cuivreuses de —), par M. P. Bénard, 1884.
— (De l'action des eaux de — dans quelques affections de la peau et des yeux, par M. Tillot, 1867.

Saint-Gervais (Étude sur les eaux de —), par M. Billout, 1882.
— (Les eaux de —), par M. Payen, 1844, t. VII.
— (Le traitement thermal de l'eczéma à —), par M. Deligny, 1884 et 1886.
— (Guide médical du baigneur à —), par M. Deligny, 1885.
— (Du traitement de la gravelle par les eaux de —), par M. Deligny, 1885.

Saint-Honoré (Guide médical à —), par M. O. Henry et Allard, 1859.
— (Les eaux thermales de —), par M. Allard, 1859.
— (Étude sur —), par M. Collin, 1885.
— (Guide à —), par M. Racle et Allard, 1857, t. XLI.

Saint-Nectaire (Mémoire sur les eaux de —), par M. J. Lefort, 1859.
— (Les eaux de —), par M. A. Labat.

Saint-Moritz, par M. Brugger, 1863, t. XXI.

Saint-Ours (Recherches sur l'insalubrité de —), par M. Aguilhon, t. XIII.

Saint-Sauveur, par M. Bédoin, 1848, t. VIII.
— par M. Charmasson, 1850, t. VIII.
— (Aperçu sur les eaux de —), par M. Fabas, 1859, t. XXI.

Saint-Simon (Savoie), (Analyse des eaux de —), 1843, t. IV.

Salazic (Réunion) (L'eau minérale de —), par M. Chanot, 1860, t. XXV.

Salins (Jura) (De l'eau de la source de —), par M. Dumoulin, 1861, t. XVII.
— par M. Germain, 1859, t. IX.
— (Les eaux de —), par M. Germain, 1854.
— (Des eaux minérales de —), par M. Dumoulin, 1860.
— (Recherches sur les eaux de —), par M. Carrière, 1856.
— (De l'action reconstituante des eaux de —), par M. Dumoulin, 1865.
— (Étude sur les eaux-mères de —), par M. Durand-Fardel, 1856.
— (Étude sur les eaux de —), par MM. O. Réveil et Dumoulin, 1863.
— (Des eaux minérales de —), par M. Germain, 1860. Thèse.

— Monographie de M. A. LABAT.
— (De la médication bromo-chlorurée sodique de —), par M. GUYENOT, 1870.
— (Etude sur les eaux de —), par M. DURAND-FARDEL, 1882.

Salins-Moutiers (Notice sur les eaux de —), par M. LAISSUS, 1869.
— (De l'emploi combiné des eaux de Brides et de — dans le traitement des affections utérines), par M. LAISSUS, 1880.
— (Les eaux de —), par M. LAISSUS, 1884.

Salies du Jura. Notice, par M. RÉVEIL, 1863, t. XVIII.

Salies de Bearn. Etudes, par M. COUSTALÉ DE LARROQUE, 1865, t. XXXIII et 1864, t. XXXIV.
— (Notice sur les eaux de —), par M. O. HENRY et RÉVEIL, 1860.
— (Note médicale sur l'absorption plantaire et les bains entiers aux eaux de —), par M. C. DE LARROQUE, 1867.

Sanatorium (Création d'un — sur la plage d'Hyères), par M. VIDAL, 1881.

Saignée (De la —), par M. BRICHETEAU, 1868.

Sang (Etudes concernant l'électricité du —), par M. BÉCLARD, t XIII.
— (De la transfusion du —), par M. J. CASSE.

Sel marin (Recherche du — dans l'atmosphère maritime), par M. GILLEBERT-DURCOURT, 1869.

Scrofule (Etat actuel de son traitement par les eaux minérales), par M. O. HENRY, 1859, t. XXXVI.

Savoie (Rapport sur la collection des eaux minérales de la —), par M. C. CALLOUD, 1855.

Sierck. Notice, par M. WARIN, 1864, t. XX.
— (Observations sur l'eau de —), par MM. RONDOLPHIC et JAENGER, t. XXXVIII.
— (Des eaux de — dans la scrofule, par M. VERJON, 1865.

Schinznach (Essai sur —), par M. HAMMANN, 1858, t. XXXI.
— (Notes sur l'établissement de —), par M. HAMMANN, 1867, t. XLI.
— Notice, par M. A. LABAT.
— Notice, par M. A. ROBERT, 1865.

Schlagenbad, notice, par M. A. LABAT.

Schwalbach, notice, par M. A. LABAT.
— (Amusements des eaux de —), 1739.

Segura (Banos de —), par M. G. LOPEZ, 1862, t. XXXI.

Syphilis (Voyez : Aulus et Bagnères de Luchon).
— (La — et certains accidents vénériens), par M. GRELLETY, 1886.
— (Coup d'œil sur la — et les maladies de la peau), par M. J. ROLLET, 1864.

Soultzbach, par M. EISSEN, 1857, t. IX.
— (Note sur les eaux de —), par M. A. ROBERT.

Soultzmatt, notice, par M. A. LABAT.
— (Des eaux gazeuses de —), par M. BACH, 1853, t. I.

Sologne (Les eaux de la —), par M. ROBINET, t. XXXVII.

Soustractions sanguines (De l'action des —), par M. FRIÉDERICQ, 1885.

Spécificité (De la spontanéité et de la — dans les maladies), par M. E. CHAUFFARD, 1867.

Strychnine (Etude sur l'empoisonnement par la —), par M. DURIAU, 1862, t. XV

Spa, notice, par M. A. LABAT.
— (Dissertation physique sur les eaux de —), par M. H. DE HEERS, 1739.
— (Traité des eaux de —), par M. J. PHILIPPE DE LIMBOURG, 1754.

Sucre (Considérations sur la destruction du — dans l'économie animale), par M. MIAHLE, 1857.

Sueur (Recherches sur la —), par M. GILLEBERT-DUHERCOURT, 1853, t. XVI.

Sulfurométrie (La — à Cauterets), par M. DUHOURCAU.

Sulfuré (Nature du principe — des eaux de Cauterets), par M. DUHOURCAU, 1880.

Sulfhydromètre (Mémoire sur l'emploi du —), par M. DUPASQUIER.

Suisse (La —), par M. LAUSSEDAT, 1875.

Système (Réflexions sur le — de pathogénie de Pidoux), par M. DUMOULIN, 1863.

Sylvanès (Les eaux de —), par M. A. PLANCHE, 1875.

Société d'hydrologie, son principe scientifique et sa mission pratique, par M. SALES-GIRONS, 1863.

Syndicat (Un — aquatique), par M. JANICOT.

Typhus (Du — contagieux), par M. WEHENKEL, 1869.

Tabac (Le — et les microbes), par M. BOURDIN, 1884.

Tarasp. Notice, par M. KILLIAS, 1876.
— (Eaux de —), par M. RAEMY DE BERTIGNY, 1861, t. XXX.

Tannus (Soden am —), par M. GROSSMANN, 1858, t. XII.

Température (De la — du corps de l'homme sain et malade, par M. SCOUTETEN, 1867.
— (Origine de la — des eaux thermales), par M. GODRON, 1844, thèse.

Teniet-el-Had (Eaux de —), par M. BERTHERAND, 1850, t. IX.

Théologie de l'eau. Traduit de l'allemand, par M. FABRICIUS, 1743.

Théorie électrique du chaud, du froid, de la lumière, par M. A. DURAND, 1863, t. XXIII.

Toeplitz. Compte rendu médical, par M. BERTHOLD, 1842-1853, t. VI.

Topographie de Narbonne, par M. J. DE MARTIN, 1859.
— médicale et statistique de Bruxelles, par M. JANSSENS, 1866.

Traité des eaux minérales, par M. MONNET, 1768.
— analytique des eaux minérales, par M. RAULIN, 1772.
— historique des eaux et bains de Plombières, Bourbonne, Luxeuil et Bains, par M. DOM CALMET, 1748.
— de chimie hydrologique, par M. LEFORT.
— thérapeutique des eaux minérales, par M. DURAND-FARDEL.
— complet des eaux minérales de l'Espagne, par M. RUBIO, 1853.
— pratique des bains de mer, par M. A. ROCCAS, 1862.
— complet de l'anatomie et la pathologie du système nerveux, par M. FOVILLE, 1844.
— clinique des affections de l'utérus et annexes, par M. MARTINEAU, 1879.
— de médecine pratique, par M. FRANCK, 1862.
— des fièvres intermittentes, par M. A. DURAND, 1862.

Trattato de balneotherapia, par M. Schivardi, 1875.
Treatise (Mineral Waters —), par M. W. Saunders, 1805.
— On Brights disease of the Kindneys, par M. H. Millard, 1884.
Typhoïdes (Les causes des maladies —), par M. Cambrelin, 1874.
— Voyez : fièvre.

Ulcera (Indicationes hydrologicas en la — simple d'il stomago), par M. Ar-
mindari, 1885.
Urée (De la valeur des procédés dits cliniques pour le dosage de l' —), par
M. Caulet.
Urines (Quelques mots sur certaines modifications des —), par M. Bouloumié,
1874.
Uricémie (L' —), par M. Gigot-Suard, 1873.
Urique (Genèse de l'acide — de la gravelle et de la goutte), par M. Bou-
loumié, 1874.
Uriage et ses eaux minérales, par M. Doyon, 1865, t. XXVIII.
— et ses eaux minérales, par M. A. Niepce, 1873.
— (Notice statistique générale de l'établissement d' —), par M. Bernard, 1857.
— (De l'eczéma du psoriasis traités à —), par M. A. Niepce, 1875.
Utérus (De la lésion et de la maladie dans les affections chroniques de l' —),
par M. Tillot, 1870, t. XXV.
— (Maladies de l' —), par MMmes Boivin et Dugès.
— (Traité clinique des affections de l' —), par M. Martineau, 1879.
Ussat. Guide pratique, par M. Bonnans, 1863, t. XXIII.
— par M. Blondin, 1865, t. XXXIII.
— (Précis sur les eaux d' —), par M. Ourgand, 1860, t. XI.
— Notice, par M. A. Labat.
— (Traité analytique des eaux d'Ax et d' —), par M. Pilhes, 1787.
Usurpation (Rapport sur l'— des titres médicaux), par M. A. Piéchaud, 1878.

Valdieri et ses eaux, par M. Gavelli, 1855, t. V.
— (Sur les mousses des eaux de —), par M. Gavelli, 1857, t. V.
Vals (Les eaux minérales de —), par M. Chabanis, 1865.
— (Recueil d'observations cliniques sur les eaux de —) par M. Clermont.
— Notice sur une nouvelle source, par M. Dupasquier, 1845, t. XL.
Venise et son climat, par M. E. Cazenave, 1865.
Veine porte (Fonctions de la —), par M. le Dr Oré, 1861.
Vents (Le régime des — à Nice), par M. A. Niepce, 1880.
Verre (Hygiène des souffleurs de —), par M. Deffernez, 1880.
Version (De la — par manœuvres externes), par M. Hubert, 1880.
Vessie (De la ponction de la —), par MM. Deneffe et Van Wetter.
Vichy (Des eaux de — au point de vue clinique et thérapeutique, par M. Du-
rand-Fardel, 1851, t. I.
— (De la goutte, son traitement à —), par M. Durand-Fardel, 1861,
t. XXII.
— (Des incidents du traitement de —), par M. A. Durand, 1864, t. XXXV.

— (Lettre sur le traitement de la goutte par les eaux de —), par M. DURAND-
FARDEL, t. XXX.
— (Lettres médicales sur —), par M. DURAND-FARDEL, 1855.
— (Recherches cliniques sur la goutte, la gravelle et leur traitement par les
eaux de —), par M. BARUDEL, 1873.
— (Guide pratique des malades aux eaux de —), par M. A. BARTHEZ, 1852.
— (Nouveaux système des eaux de —), C. FOUET, 1806.
— (De l'individualité thérapeutique des eaux de —), par M. DE LALAUBIE,
1879.
— (Observations sur l'action des eaux de —), par M. X. FINOT, 1850.
— (Quelques réflexions sur l'institution du traitement de —), par M. SÉNAC,
1879.
— (Rapport sur les eaux de —), par M. PATISSIER, 1840.
— (Notice sur l'emploi des verres gradués à —), par M. DAUMAS, 1864.
— (Nouvelles preuves des bons effets des eaux de — dans le traitement des
dermatopathies), par M. GRELLETY, 1880.
— (Action des eaux de — sur la composition du sang), par M. L. PU-
PIER, 1875.
— (Action des eaux de — sur le tube intestinal), par M. CHAMPAGNAT, 1872.
Vittel (Ses eaux minérales), par M. PATEZON, 1859, t. XXIX.
— (Hygiène du baigneur à —), par M. PATEZON, 1862, t. XXX.
— Notice sur les eaux de —), par M. PESCHIER, 1855.
— (Des coliques hépatiques, leur traitement à —), par M. PATEZON, 1872.
Vieillesse (De la —), par M. TUROK, 1884.
Vosges (Les eaux acidules des —), par M. KIRSCHLEGER, 1863, t. XVII.
— (De la constitution des eaux minérales des —), par M. POMMIER, 1854,
t. II.
Wiesbaden (Monographie des eaux de —), par M. BRAUN, t. IV.
Wilbad-Gastein, par M. DE HONIGSBERG, 1857, t. V.
Weissembourg, Monographie des Thermes, par M. POINTE, 1853, t. IV.

Les membres de la Société qui désirent consulter des ouvrages des Archives, sont priés de remettre à l'Archiviste, au commencement de chaque séance, une note écrite et signée, portant exactement les indications du catalogue.

PARIS. P. LEVÉ, IMPRIMEUR, RUE CASSETTE, 17.